TRAITÉ

D'HYSTÉROSCOPIE

INSTRUMENTATION

TECHNIQUE OPÉRATOIRE — ÉTUDE CLINIQUE

PAR LES DOCTEURS

S. DUPLAY

CHARGÉ DE CLINIQUE CHIRURGICALE A L'HOTEL-DIEU

ET

S. CLADO

CHARGÉ DES TRAVAUX DE GYNÉCOLOGIE A L'HOTEL-DIEU

———

AVEC 55 FIGURES DANS LE TEXTE

RENNES

SIMON, SUCCR DE A. LE ROY, IMPRIMEUR

SECRÉTAIRE DE LA LIBERTÉ

—

1898

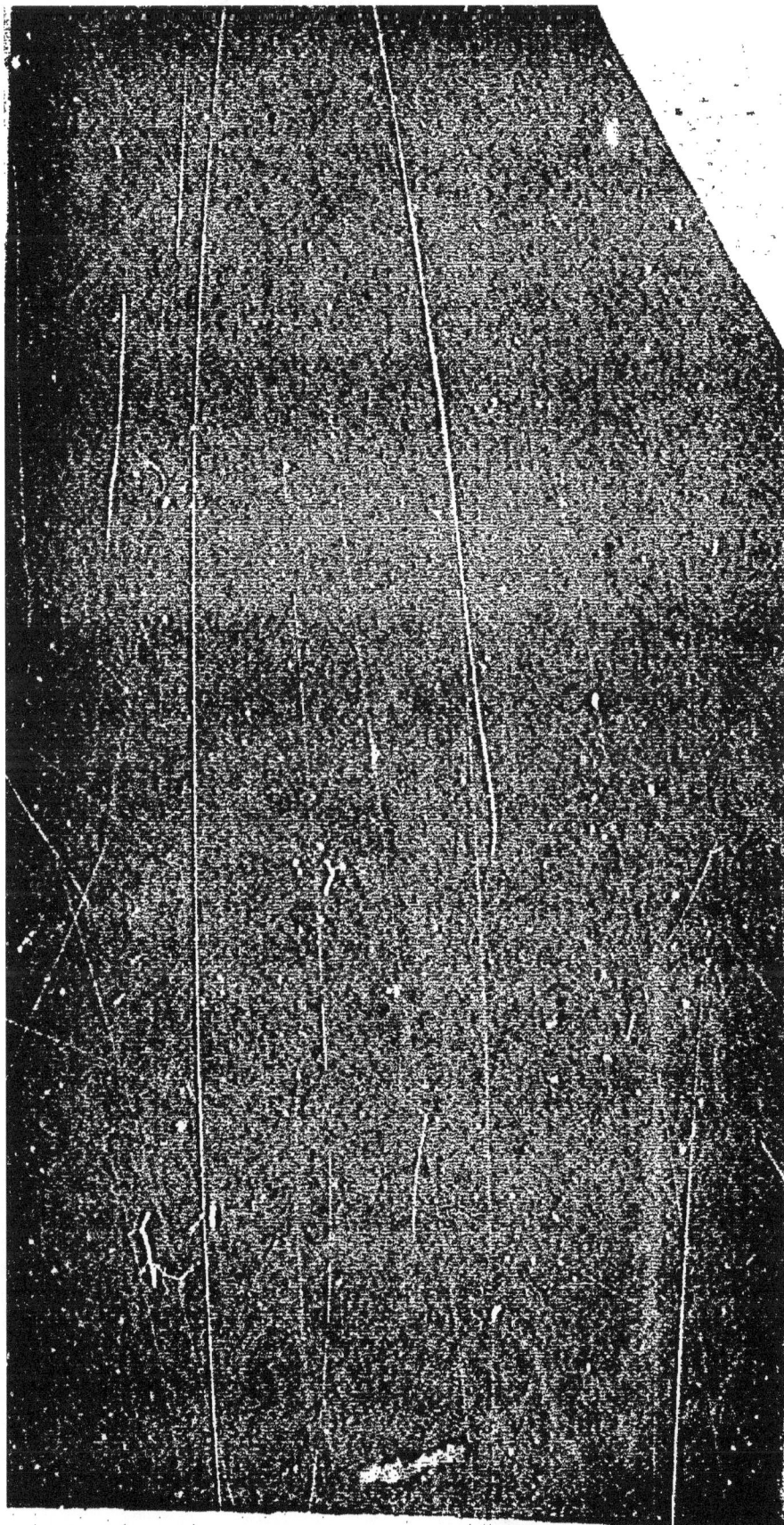

TRAITÉ

D'HYSTÉROSCOPIE

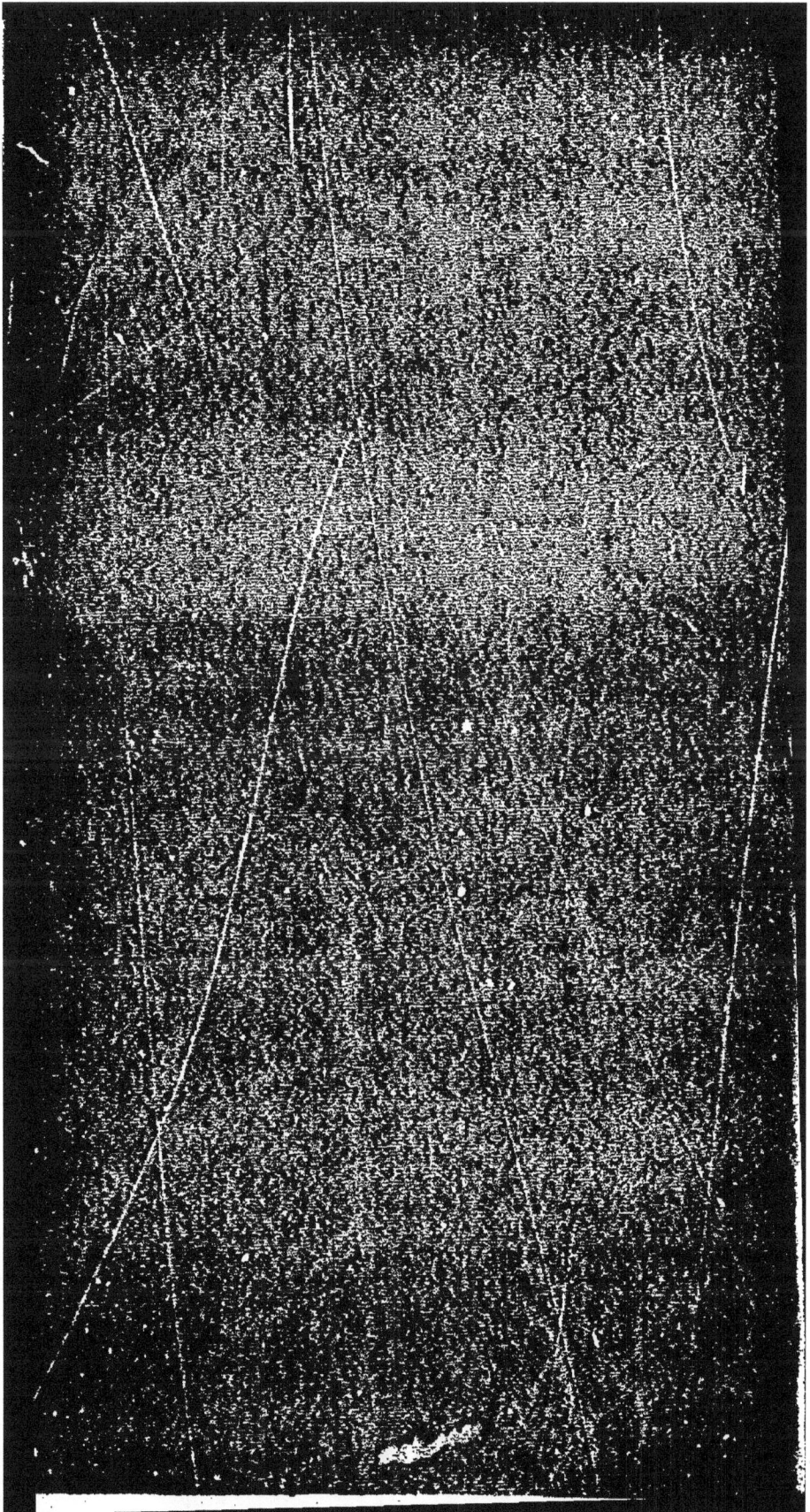

TRAITÈ

D'HYSTÉROSCOPIE

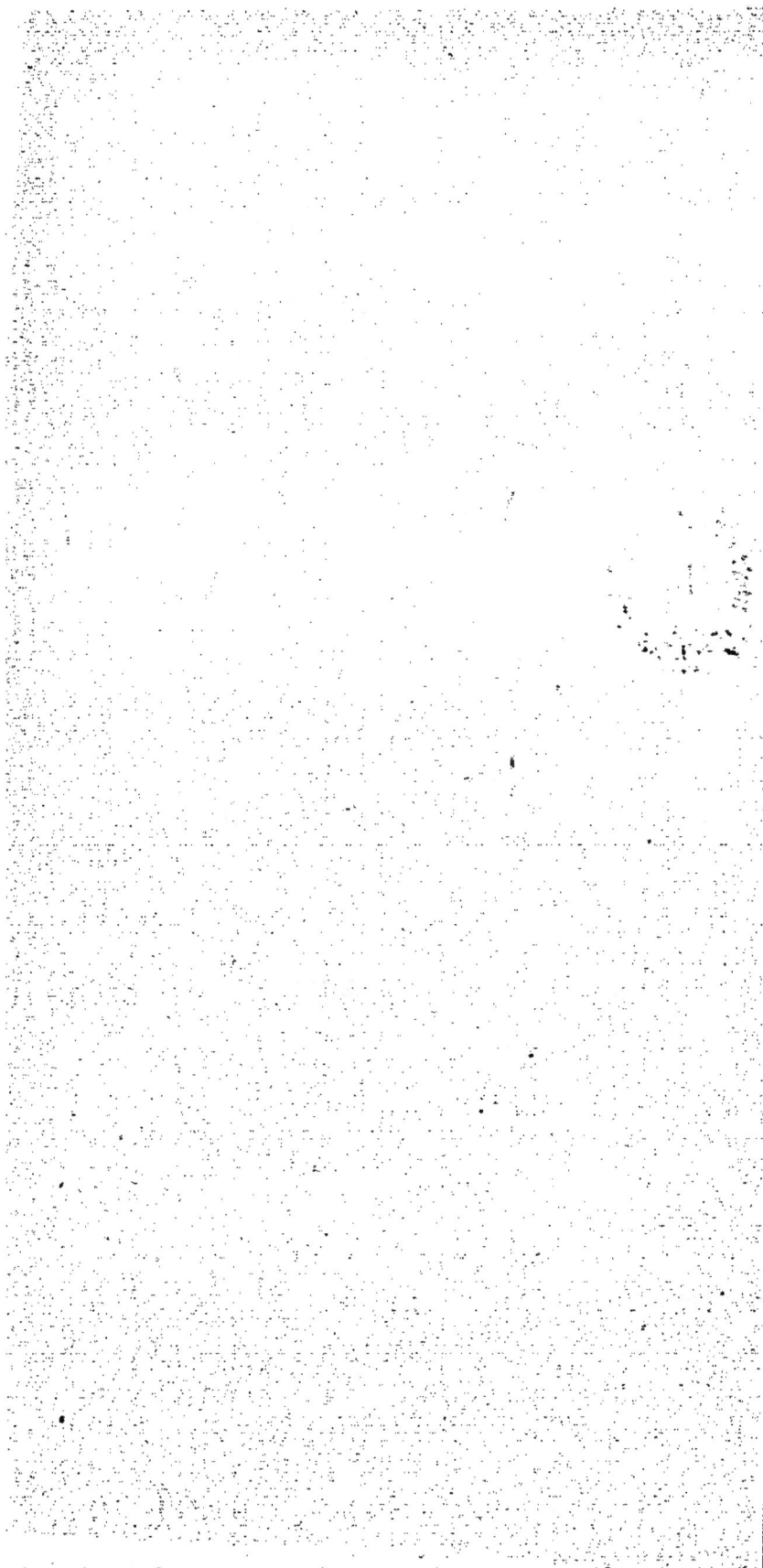

TRAITÉ
'HYSTÉROSCOPIE

INSTRUMENTATION

TECHNIQUE OPÉRATOIRE — ÉTUDE CLINIQUE

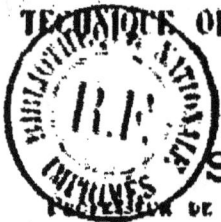

PAR LES DOCTEURS

S. DUPLAY
PROFESSEUR DE CLINIQUE CHIRURGICALE A L'HÔTEL-DIEU

ET

S. CLADO
CHEF DES TRAVAUX DE GYNÉCOLOGIE A L'HÔTEL-DIEU

———

AVEC 28 FIGURES DANS LE TEXTE

———

RENNES
FR. SIMON, SUCC. DE A. LE ROY, IMPRIMEUR BREVETÉ
BOULEVARD DE LA LIBERTÉ

1898

A

Monsieur le Professeur PANAS

Mon cher Maître,

Je vous prie de bien vouloir accepter la dédicace de ma part de collaboration à ce Traité.

Dr CLADO.

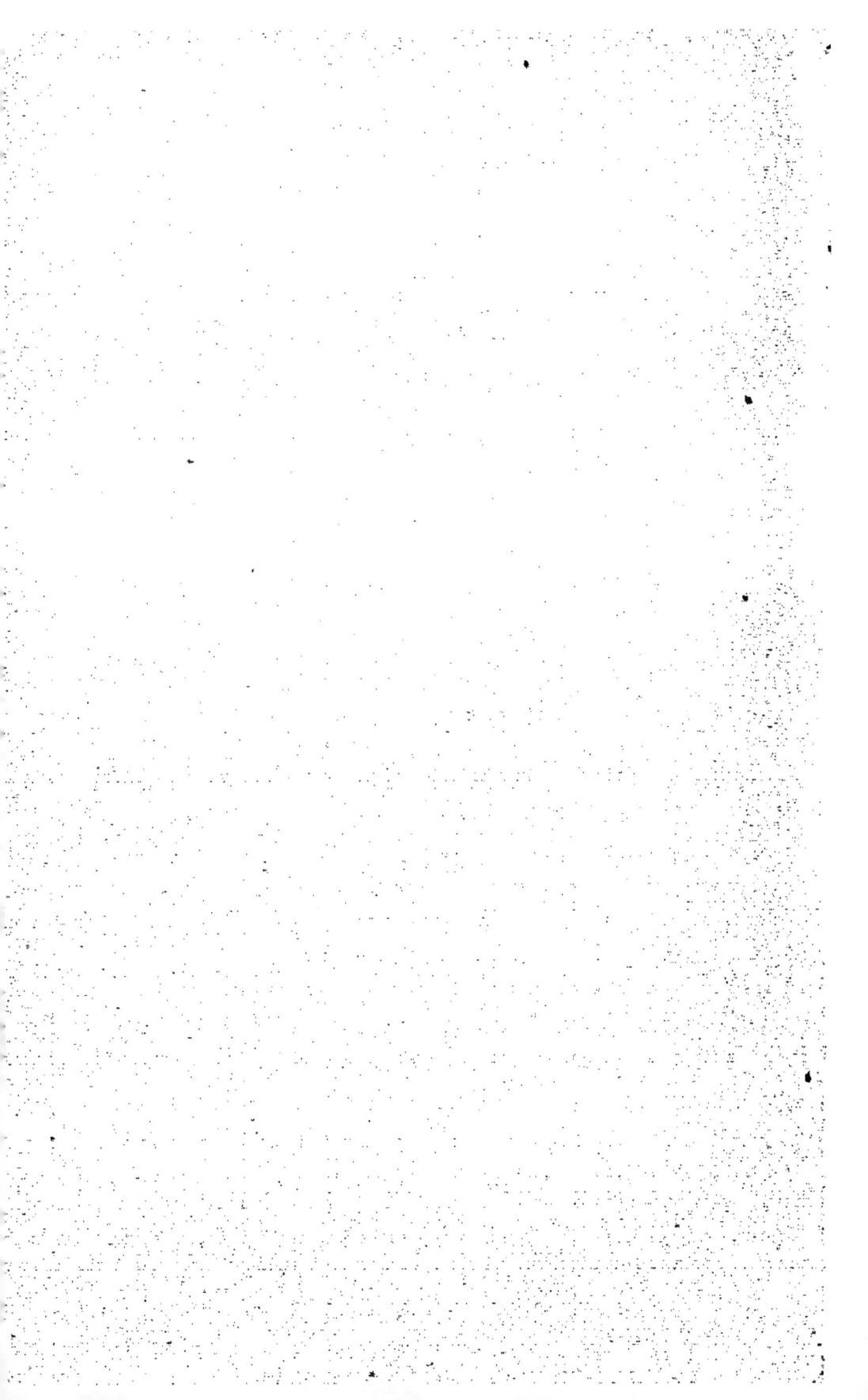

A

Monsieur le Professeur PANAS

Mon cher Maître,

Je vous prie de bien vouloir accepter la dédicace de ma part de collaboration à ce Traité.

Dr CLADO.

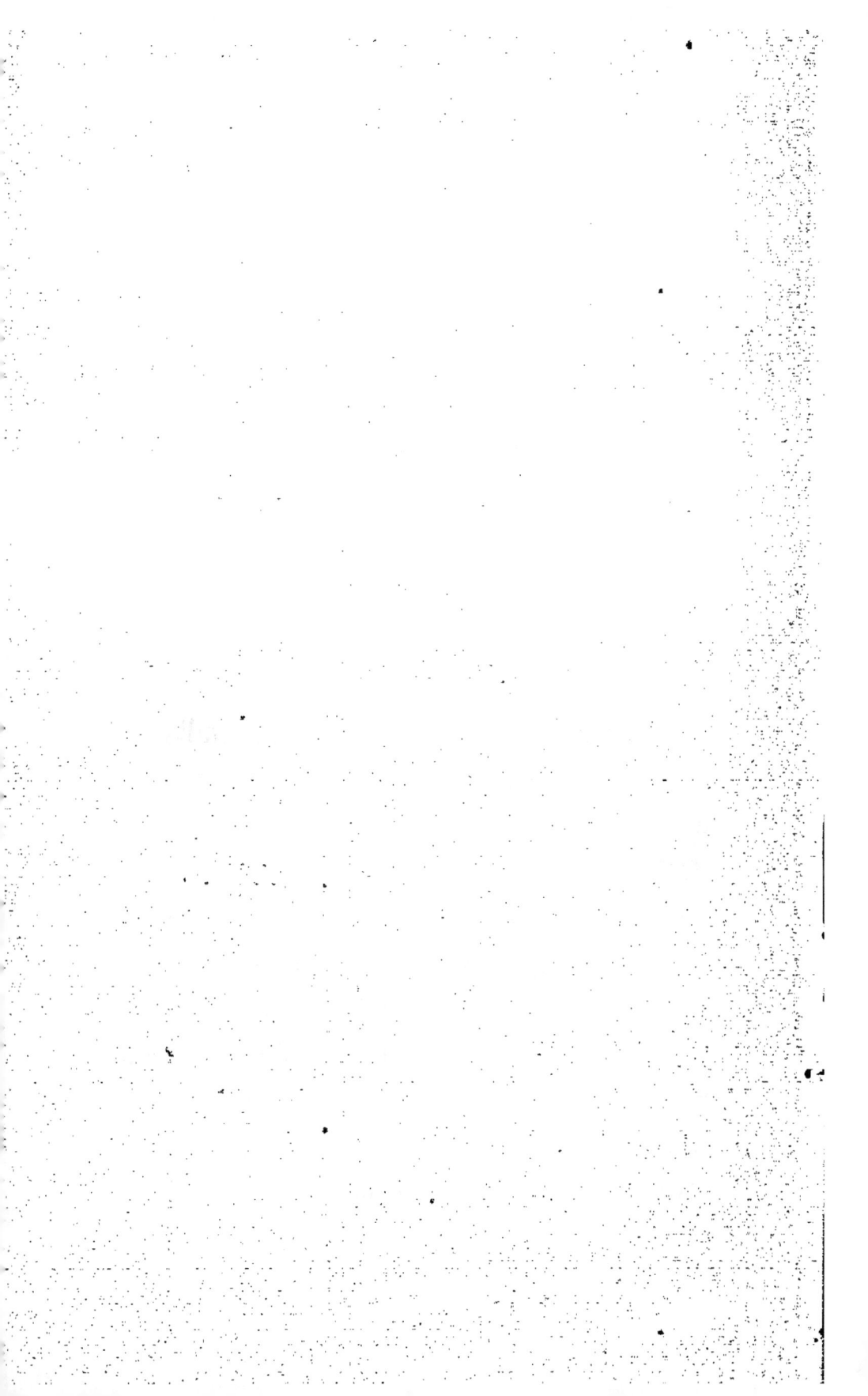

Introduction.

—————

L'*Hystéroscopie*, comme son nom l'indique, est cette branche de l'endoscopie qui réalise la vision directe à l'intérieur de la cavité utérine.

Elle n'a pas uniquement pour objet d'éclairer ou de préciser le diagnostic des affections endométritiques; elle permet encore de contrôler les résultats de l'intervention chirurgicale et aussi d'exécuter, dans des conditions très favorables, certaines opérations, par exemple l'ablation de petits polypes intra-utérins.

Il est surprenant que, malgré l'ancienneté
relative de l'invention de l'endoscope, malgré
les perfectionnements successifs dont il a été
l'objet, les chirurgiens n'aient pas eu plus tôt
l'idée de mettre la nouvelle méthode au service
du diagnostic des affections utérines. Cette
négligence est d'autant plus curieuse que l'on
a déjà essayé d'éclairer et d'inspecter des
cavités closes beaucoup moins accessibles que
celle de l'utérus, telles que l'estomac, le
rectum, etc.

Ce n'est pourtant pas l'abondance des signes
objectifs, ni la facilité de les recueillir qui a
pu engager les gynécologues à se passer d'un
moyen d'exploration aussi sûr que peu compliqué dans son emploi. Les erreurs de
diagnostic sont assez fréquents en gynécologie; sans citer ici des exemples à cet égard
(nous en signalerons d'assez nombreux au
cours de ce travail), on peut dire qu'il est
très souvent impossible, à moins de regarder
dans l'utérus; de poser un diagnostic dans
tous ses détails. Mais, quand il en serait

autrement, l'endoscopie utérine n'en consti-
tuerait pas moins un mode d'investigation
clinique de premier ordre, et qui justifie
l'étude que nous en poursuivons depuis près
de quatre ans.

Aujourd'hui, son instrumentation spéciale
a été rendue assez parfaite, et les renseignements cliniques qu'elle procure sont assez
importants pour que cette nouvelle méthode
d'exploration mérite de prendre place définiti-
vement dans la pratique chirurgicale.

Nous espérons qu'à la suite des recherches
dont nous livrons le fruit au public, l'hystéroscopie, désormais utilisée à l'égal de la
cystoscopie, ne tardera pas à fournir tous
les résultats qu'on est en droit d'en attendre.

Aperçu Historique.

L'idée de regarder à l'intérieur de la cavité
utérine n'a été mise en pratique que longtemps après que l'endoscopie en général et la

cystoscopie en particulier eurent donné d'écla-
tantes preuves de leur utilité.

Avant cette époque, cependant, quelques
tentatives intéressantes ou curieuses avaient
déjà eu lieu. Nous avons fait faire des
recherches bibliographiques à ce sujet par
l'Institut international de bibliographie scientifique; nous en utiliserons les résultats au
cours de cet aperçu historique.

En 1864, un médecin de Nantes, le docteur
Aubinais, essaya de réaliser ce qu'il a appelé
« l'utéroscopie » chez la femme enceinte.
Sa tentative pour faire pénétrer les regards
à travers l'abdomen, à la façon des rayons X,
ne mérite d'être cité qu'à titre de curiosité.

Aubinais appliquait sur le ventre de la
femme à terme une feuille de papier noir,
de manière à le recouvrir exactement. Il
ménageait sur cette feuille une ou deux
fenêtres : à travers l'une des fenêtres, il
faisait pénétrer des rayons lumineux d'une
aussi grande intensité que possible, et il
observait tantôt par la fenêtre laissée libre,

tantôt par le col, après avoir placé un spéculum dans le vagin. Par ce moyen, il espérait éclairer suffisamment la poche des eaux pour voir le fœtus en détail. Comme bien on le pense, les résultats de ces observations n'étaient guère précis. A peine quelques alternatives d'ombre et de lumière, quelques mouvements de masses confuses. Toutefois, le docteur Aubinais, à la suite de ses recherches, crut pouvoir faire aux Académiciens de Nantes cette prédiction, aujourd'hui pleinement réalisée, qu'un jour viendrait où les chirurgiens réussiraient à bien voir l'intérieur de l'utérus. (*J. de la Sect. de méd. de la Soc. acad. de la Loire-Inf.*, Nantes, 1864, XI.).

Plus tard, Amussat a décrit et figuré (*Courrier Méd.*, 1872, XXII; *Rev. de thérapeut.; médico-chir.*, 1872, Paris) divers appareils d'éclairage utilisables dans le traitement des affections de l'utérus. Mais il s'agissait, pour Amussat, d'éclairer la cavité vaginale et le col utérin avec une forte lumière, après avoir

dilaté le vagin avec le spéculum. Amussat
s'est servi à cet effet de divers dispositifs
faciles à imaginer, et dont le plus simple
consiste en une cuillère verticalement attachée sur une bougie, de manière à présenter
sa concavité derrière la flamme. Les rayons
lumineux concentrés ainsi étaient projetés
sur les points voulus de la cavité vaginale ou
sur le col, qui se trouvaient dès lors très
éclairés.

Mais, en somme, il n'y a rien là qui
rappelle l'hystéroscopie proprement dite. Même
en vue d'une plus facile observation de la
cavité vaginale et du col utérin, Amussat
aurait pu se servir d'autres appareils qui,
à l'époque, jouissaient déjà d'une certaine vogue; peut-être, à l'usage, l'idée lui
serait-elle venue d'éclairer la cavité utérine
elle-même.

C'est à Pantaleoni que revient le mérite
d'avoir le premier, en 1869, regardé dans la
cavité utérine chez le vivant; le premier, il
sut utiliser à cet effet les appareils endosco-

piques alors existants (*Med. Press and Circ.*, London, 1869, VIII, p. 26).

Pantaleoni s'est servi du tube de Cruise, concurremment avec l'endoscope de Désormeaux. Bien que sa relation ne soit pas d'une précision tout à fait scientifique, il est néanmoins intéressant de faire connaître sa manière de procéder et les résultats qu'il en a obtenus.

C'est, nous dit-il, en présence d'une femme de soixante ans, affectée d'un saignement utérin ayant résisté à tous les traitements, qu'il eut l'idée de tenter l'exploration visuelle de la cavité de l'organe. Il commença par en pratiquer la dilatation avec une éponge de Sims posée durant vingt-quatre heures. Son retrait amena une hémorrhagie qui, néanmoins, n'a pas empêché le chirurgien d'introduire dans l'utérus un tube métallique, de 20 centim. de long et d'un calibre correspondant au n° 30 de la filière de charnière. A travers ce tube, il introduisit ensuite l'endoscope de Désormeaux, et put éclairer suffisamment la cavité pour voir dans son intérieur, et constater la présence d'une végétation polypeuse sur le fond de l'utérus. C'est le premier diagnostic cystoscopique qui ait été réalisé.

Mais Pantaleoni ne s'arrête pas à la simple inspection. Pendant que le tube est en place, il en profite pour porter un caustique (nitrate d'argent) jusqu'au fond de l'utérus, et cautériser la végétation.

Voilà donc un double but atteint par ce chirurgien : il reconnaît une métrite polypeuse et traite le polype en se servant de son endoscope comme conducteur. Son premier essai fut un succès.

Dans sa relation, il rapporte encore trois cas où il employa l'endoscopie pour fixer le diagnostic et pour entreprendre un traitement.

Les essais de Pantaleoni, vraiment surprenants pour l'époque où l'auteur les entreprit, ont passé inaperçus jusqu'à ce jour, à tel point que, quand nous avons commencé nos premières tentatives d'hystéroscopie, en 1895, nous croyions marcher dans un domaine absolument inexploré.

Mais avant de parler de nos recherches, nous citerons encore les essais de Bumm, communiqués au Congrès de la Société allemande de gynécologie de Vienne, en juin 1895.

Bumm, après s'être exercé dans l'exploration de la cavité utérine saine, entreprit des recherches endoscopiques chez la femme malade. Il a pu faire le diagnostic *de visu* de l'endométrite fongueuse, du carcinome et de petites tumeurs occupant le fond de l'utérus.

Cet auteur fait ressortir la difficulté de l'inspection de la cavité utérine, du fait du saignement de l'endomètre provoqué par la manœuvre endoscopique, et la nécessité de faire un tamponnement répété. Il signale en outre un danger, que, pour notre part, nous n'avons jamais observé, celui de la contamination secondaire de la trompe, à la suite des manœuvres de l'endoscope. Il a provoqué ainsi une salpingite blennorrhagique ayant cédé d'ailleurs au traitement. (6° Congrès de gynéc. all., Wien, 1895, juin.)

Nous avons commencé nos recherches en 1894, et nos premiers résultats ont été consignés dans la thèse du docteur Cogrel, soutenue à la Faculté de Paris en 1896. Nous y avons fait connaître surtout la série des instruments utilisés par nous pour l'examen hystéroscopique, et particulièrement ceux que l'un de nous a spécialement inventés à cet effet. Dans cette thèse, nous nous étions surtout préoccupés de faire connaître l'instrumentation et le manuel opératoire de l'hystéroscopie, en faisant réssortir la supériorité de cette méthode sur les autres modes d'investigation clinique; enfin, nous avions autorisé M. Cogrel à publier, sous forme de conclusions, un certain nombre de résultats acquis, au point de vue notamment du diagnostic des affections utérines.

Depuis, nous avons poursuivi nos recherches régulièrement à la clinique de l'Hôtel-Dieu comme dans notre clientèle, et nous avons la satisfaction de présenter aujourd'hui au public médical : d'abord une instrumentation perfectionnée, satisfaisant à tous les desiderata de la pratique ; puis un ensemble de règles et d'indications techniques qu'une longue expérience nous a fait adopter dans l'emploi des divers appareils hystéroscopiques ; enfin une série d'observations, choisies parmi celles relevées dans le service de l'Hôtel-Dieu, et venant à l'appui des déductions cliniques que nous a fournies l'hystéroscopie.

Le présent ouvrage est divisé en quatre sections.

La première est consacrée à la description des instruments employés en hystéroscopie.

Dans la seconde section, est exposée en détail la technique hystéroscopique, avec ses difficultés, ses indications, et le manuel opératoire particulier à chaque cas.

La troisième comprend l'étude clinique de l'hystéroscopie considérée dans ses diverses applications : comme mode d'exploration en vue du diagnostic, comme adjuvant de l'intervention opératoire, etc.

Dans la dernière section sont réunies une cinquantaine d'observations, résumées, prises dans la clinique chirurgicale à l'Hôtel-Dieu.

PREMIÈRE SECTION

INSTRUMENTATION

On sait quels rapides progrès ont été accomplis ces dernières années, surtout en Allemagne, dans la construction des instruments permettant de voir à l'intérieur des cavités de l'organisme, notamment de la vessie. Comme il arrive trop souvent, nos voisins n'avaient fait que recueillir une idée française et la développer de la manière la plus heureuse, il faut le reconnaître. Grâce à d'importants perfectionnements et surtout à l'application de l'éclairage électrique, l'appareil imaginé en 1852 par Désormeaux nous revenait transformé et admirablement approprié aux conditions de la pratique.

J'ai eu l'occasion, dans diverses publications, notamment dans mon *Traité des tumeurs de la vessie*, de faire ressortir toute l'utilité de l'exploration cystoscopique, exploration que je crois avoir été, en France, l'un des premiers à pratiquer d'une manière courante. Les excellents résultats fournis par l'endoscopie vésicale devaient naturellement me conduire à tenter une application analogue pour la cavité utérine.

Pour cela, j'ai cherché d'abord à utiliser les appareils déjà existants, en leur faisant subir les modifications nécessitées par les conditions nouvelles où ils devaient servir. Pour satisfaire parfaitement à ces conditions, j'ai bientôt dû imaginer des dispositifs nouveaux, et ainsi, de perfectionnement en perfectionnement, je suis arrivé à réaliser une instrumentation qui répond désormais à tous les besoins.

Tout appareil endoscopique doit se composer essentiellement de deux parties : un canal permettant au regard de pénétrer dans la

cavité à explorer; une source lumineuse destinée à éclairer cette cavité ou l'un quelconque de ses points.

En hystéroscopie, nous donnerons au canal
en question, le nom de *tube hystéroscopique*
et celui de *photophore* à l'appareil d'éclairage.

Les appareils que j'ai imaginés pour l'endoscopie utérine — et que j'ai appelés hystéroscopes — se divisent en deux classes,
suivant : 1°) que la source lumineuse se trouve
entièrement indépendante du tube hystéroscopique; 2°) ou bien que ce tube et le photophore
sont reliés l'un à l'autre.

Je commencerai la description des hystéroscopes par celle des tubes hystéroscopiques, et
ensuite je passerai à la description des différents photophores.

A. — TUBES HYSTÉROSCOPIQUES

Parmi les spéculums utérins dont nous nous
sommes servi, les uns sont de simples uré-
throscopes modifiés et accommodés à l'examen

de l'utérus; les autres sont nouveaux et je les ai spécialement imaginés pour répondre aux diverses conditions de la pratique.

D'une manière générale, ces spéculums sont de deux formes : les uns cylindriques, les autres bivalves.

Tous sont entièrement en métal, pour permettre leur stérilisation à haute température; tous sont d'une construction aussi simple que possible, ce qui facilite leur parfait entretien.

Hystéroscopes cylindriques.

Ils diffèrent entre eux de diamètre et de longueur, destinés qu'ils sont à répondre aux degrés différents de profondeur et de dilatation artificielle de l'utérus. Il était nécessaire aussi, pour les cas où l'on devrait faire l'inspection sans l'abaissement préalable de l'organe, d'avoir des instruments dont la longueur mesurât à elle seule celle des deux cavités utérine et vaginale.

Les spéculums cylindriques sont de deux formes : le spéculum à tambour et le spéculum à pavillon. A chacune d'elles correspond une espèce particulière de mandrin.

A. *Tube à tambour* (Fig. 1 et 3). — Il présente à considérer deux parties. La première est constituée par un embout cylindrique ou tambour *T*, de 2 ou 3 centimètres de long, terminé à sa jonction avec la seconde partie par un plateau en forme de disque *D*, évidé lui-même en son centre pour établir la continuité du canal endoscopique. Le tambour est destiné à fixer le tube dans un anneau ménagé sur les photophores à manche ; c'est une pièce intermédiaire servant à réunir le tube hystéroscopique proprement dit au photophore.

La seconde partie se compose d'un tube *C* plus ou moins long et plus ou moins large. L'une de ses extrémités est fixée à la première partie au niveau du disque ; l'autre, celle qui doit parcourir la cavité utérine, présente une particularité : au lieu de se terminer par une section principale de cylindre, elle est taillée en biseau de façon que, par le moyen de mouvements assez restreints imprimés au tube conducteur, le regard puisse embrasser dans la cavité utérine un champ d'observation relativement étendu.

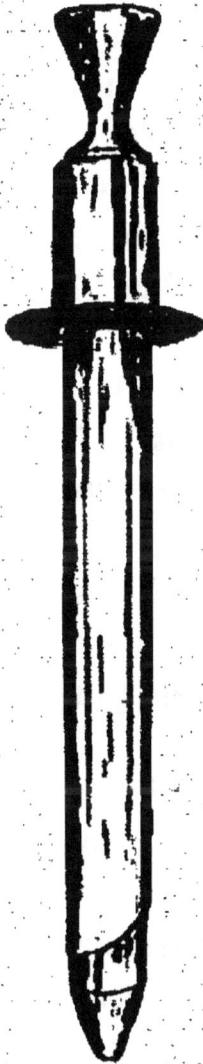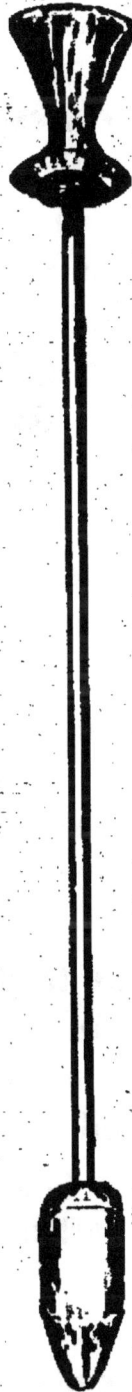

FIG. 3. FIG. 2. FIG. 1.

FIG. 1 : Hystéroscope à tambour. — FIG. 2 : Mandrin de l'hystéroscope. — FIG. 3 : Hystéroscope à tambour muni de son mandrin.

A cet hystéroscope correspond un mandrin spécial. C'est une simple tige métallique (Fig. 2) terminée d'un côté par un manche très court, nécessaire pour son maniement, et de l'autre par un obturateur cylindro-conique destiné à fermer l'extrémité intra-utérine du tube, et faciliter son introduction dans les cavités de l'utérus.

B. *Tube hystéroscopique à pavillon* (Fig. 1, 5, 6). — Le modèle à pavillon présente aussi deux parties :

1° Un tambour tronconique s'ouvrant à l'extrémité extra-vaginale et chargé de recueillir, grâce à sa forme, le plus grand nombre possible de rayons lumineux ;

2° Un cylindre creux qui lui fait suite et taillé en biseau, comme le précédent, à son extrémité utérine (Fig. 4).

Le pavillon présente un rebord circulaire assez élevé (1 ou 5 millimètres), sur lequel on a ménagé une sorte de gouttière verticale destinée à permettre l'articulation du photophore.

A ce genre de tube s'adapte, comme mandrin (Fig. 5), un cylindre plein terminé du côté

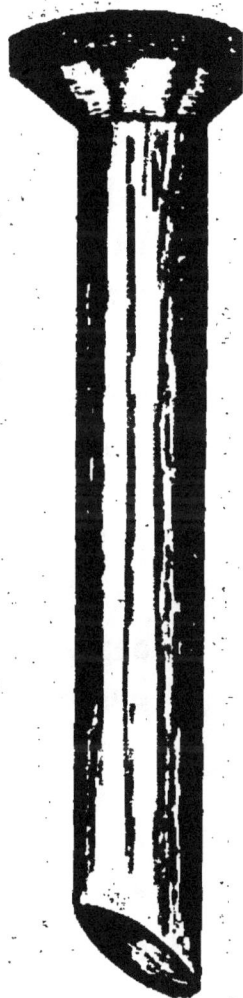

Fᵣₒ. 6.   Fᵣₒ. 5.   Fᵣₒ. 4.

Fᵣₒ. 4 : Hystéroscope à pavillon. — Fᵣₒ. 5 : Mandrin de l'Hystéros
cope à pavillon. — Fᵣₒ. 6 : Hystéroscope à pavillon muni de so:
mandrin.

du pavillon par un manche, et, du côté opposé,
par une extrémité mousse.

Les divers mandrins sont moulés exactement,
les uns dans leur extrémité cylindro-conique
seulement, les autres dans toute leur partie
cylindrique, sur les hystéroscopes auxquels
ils s'adaptent. Leur terminaison mousse permet d'éviter toute fausse route ou déchirure
dans l'introduction de l'instrument. Leur fonctionnement est très simple : on introduit le
mandrin à fond dans le tube hystéroscopique,
on pousse l'ensemble dans la cavité utérine,
puis on retire le mandrin en laissant le tube
en place. En définitive, c'est là une manœuvre
analogue à celle du spéculum vaginal de Fer-
gusson, dont, du reste, notre instrument se
rapproche quant à la forme.

A l'aide des deux variétés de tubes que je
viens de décrire, tous les appareils optiques
usités en endoscopie peuvent être utilisés,
comme nous le montrerons plus loin, pour
éclairer la cavité utérine.

Indépendamment de ces tubes métalliques,
j'avais fait construire, au début de mes
recherches, des tubes endoscopiques en verre
dont l'emploi m'avait paru tout à fait indiqué

pour l'hystéroscopie; mais, à l'essai, j'ai vu combien ils étaient inférieurs aux précédents. En effet, d'abord le verre, doublé de l'endomètre, forme glace, reflète la lumière et ne laisse apercevoir les tissus sous-jacents qu'imparfaitement. Ensuite, comme le tube entre toujours à frottement dans le canal cervico-utérin, les tissus sont tassés et perdent de leur aspect ordinaire. En dernier lieu, s'il existe du sang coagulé à la surface de l'endomètre ou des caillots, il est impossible de les en détacher pendant que l'instrument est en place, et de démasquer la surface qui en est recouverte.

Pour toutes ces raisons, j'ai complètement abandonné l'usage des tubes en verre.

Tout récemment, ayant pu obtenir des lampes à incandescence de petites dimensions et d'une grande intensité lumineuse, j'ai fait construire des tubes de calibre variable, ayant jusqu'à 20 centimètres de longueur. Ces tubes hystéroscopiques permettent de pratiquer l'examen de la cavité utérine sans abaissement préalable de l'organe, sans prolapsus artificiel. C'est là un avantage que je ferai ressortir à propos du manuel opératoire de l'hystéroscopie. Mais,

dès maintenant, je désire insister sur ce point
que, grâce à ces tubes, l'on évite aussi bien la
douleur résultant de l'abaissement de l'organe
que les complications inflammatoires pouvant
survenir du côté des trompes, du fait des
tiraillements exercés sur l'utérus pour le faire
prolaber.

Spéculums Hystéroscopiques
bivalves.

Ces instruments, comme leur nom l'indique,
sont constitués essentiellement par deux valves
juxtaposées et articulées entre elles. Chacune
de ces valves est, dans le sens de la longueur,
convexe en dedans et concave en dehors. Dans
le sens de la largeur, elles sont convexes en
dehors et concaves en dedans. Rapprochées
par leurs plus grosses extrémités et posées sur
un plan, elles représentent, par leur ensemble,
une surface à forme tronconique, ouverte à un
bout par l'éloignement des parties séparées,
terminée à l'autre, en haut, par un orifice circulaire formé des deux demi-cercles de tranche
de chaque valve. En somme, ce spéculum est
composé de deux demi-cylindres recourbés, et

so regardant par la convexité de la grande courbure.

FIG. 7.

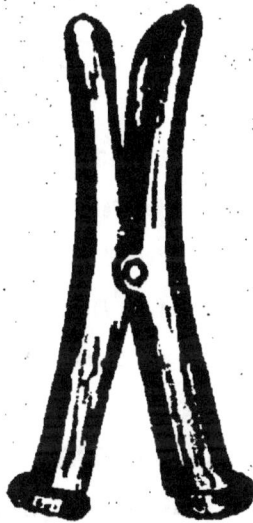

Spéculum hystéroscopique bivalve (grandeur naturelle).

Vu extérieurement (FIG. 7), l'ensemble est légèrement aplati latéralement. Les valves sont rigides et en acier très résistant, car, comme on le sait, la contraction du muscle utérin atteint parfois une vigueur telle que certains instruments en acier peuvent céder à cette compression et se fausser. Chacune de ces valves, à la façon d'un spéculum vaginal, se termine par un rebord saillant à son extrémité semi-circulaire, et à son autre extrémité par une surface arrondie et lisse destinée à être introduite dans la cavité utérine. De plus, cette dernière extrémité présente, sur une valve seulement, une petite fenêtre d'un diamètre de près d'un centimètre, dont on verra plus loin l'utilité.

La longueur de chaque valve, et par conséquent celle du spéculum entier, doit correspondre à la longueur de l'axe de la cavité utéro-cervicale. Je n'ai fait construire des spéculums bivalves que de deux longueurs différentes, la plus grande dépassant à peine celle de la cavité de l'utérus à l'état normal; on verra en effet, plus loin que, pour l'exploration d'une cavité utérine de grandes dimensions, cet instrument ne peut guère convenir.

L'articulation divise l'instrument en deux parties sensiblement égales. Sur le modèle le plus usuel, la longueur mesurée de l'articulation au bord circulaire est de 0^m,030; de l'articulation à l'autre extrémité, elle est de 0^m,038 à 0^m,040; on voit que l'articulation occupe, à très peu de chose près, la place de l'isthme du col. Cette disposition est voulue au même titre que les dimensions de l'hystéroscope; nous en verrons l'importance à propos du mécanisme d'introduction dans la cavité utérine. Lorsque le col est allongé, comme le cas s'en présente au cours ou à la suite d'un état pathologique, l'hystéroscope bivalve devient impropre à l'examen hystéroscopique.

La largeur de ce genre de spéculum est variable, comme celle des endoscopes cylindriques, et proportionnée aux degrés divers de dilatation du canal cervico-utérin.

L'articulation est établie — au sommet de la convexité antéro-postérieure et interne des valves — par pénétration d'une portion de l'épaisseur d'une valve dans une portion correspondante de l'épaisseur de l'autre, de sorte qu'aucune saillie ne vient rompre la continuité de la face interne de l'instrument, ni par conséquent risquer de blesser la paroi utérine.

On introduit l'hystéroscope dans le col utérin par sa portion fenêtrée, ainsi que nous l'avons dit, le plan de la réunion des valves se trouvant dans le plan sagittal de la cavité utérine. Aussitôt que l'instrument est introduit, la cavité cervicale, en raison de l'étroitesse de ses dimensions, maintient d'abord fermée cette première portion, au niveau de l'isthme; mais à mesure que l'on enfonce l'instrument, la seconde moitié de l'hystéroscope, qui se trouve alors emprisonnée à la place de la première dans la cavité du col, se ferme à son tour. Il se produit donc, autour de l'articulation, un mouvement de bascule, par suite duquel la moitié qui a dépassé l'isthme et qui est engagée à fond dans l'utérus s'ouvre tout entière, en écartant les parois de la région postéro-supérieure de la cavité utérine. Les valves s'écartent transversalement en raison de la position qu'on leur a donnée à cet effet en les introduisant; les bords de l'utérus sont distendus; l'examen en est rendu facile. On voit, en somme, que tout le travail d'ouverture du spéculum est dévolu à la disposition de la cavité cervicale et de l'isthme. L'opérateur n'a qu'à pousser, l'utérus fait le reste.

C'est ici qu'intervient le rôle de la petite fenêtre percée dans l'intérieur de l'une des valves. Cette ouverture permet d'examiner les angles de l'utérus, souvent malades au niveau de la corne utérine, et par conséquent au voisinage de l'orifice de la trompe.

B. — PHOTOPHORES

J'ai dit quel immense progrès avait été la substitution, en endoscopie, de l'éclairage électrique à la réflexion, par un miroir, des rayons du soleil ou d'une flamme quelconque. Mais on conçoit qu'il n'y avait pas à songer ici à porter, comme on l'a fait avec avantage en cystoscopie, la lampe à incandescence au fond même de l'organe. Les conditions anatomiques sont différentes.

Je pourrais à la rigueur me borner à la description des deux derniers photophores que j'ai imaginés en vue de l'hystéroscopie et qui me paraissent répondre à tous les besoins. Toutefois, pour montrer, ne fût-ce qu'à titre de curiosité, l'évolution qui s'est opérée depuis deux ans à l'Hôtel-Dieu à cet égard, je passerai successivement en revue les moyens que nous avons employés avant d'arriver à un instrument tout à fait convenable.

Une autre raison m'engage à procéder de la sorte. Les praticiens qui possèdent un appareil endoscopique quelconque pourront l'utiliser pour pratiquer l'hystéroscopie en suivant les indications que je vais donner.

La cavité plus ou moins virtuelle de l'utérus ne se prête pas comme la vessie ou l'estomac à la dilatation préalable par un liquide. Force est donc de séparer les deux parties constituantes de l'hystéroscope, l'appareil d'éclairage projetant les rayons lumineux ou *photophore*, fixé à l'extérieur, et le tube hystéroscopique conduisant ces rayons à travers la vulve et le museau de tanche, jusqu'au fond de l'utérus.

Considérés dans leurs rapports avec le tube hystéroscopique, les photophores peuvent être sans contact aucun avec ce tube, ou bien fixés sur lui, ou enfin reliés au tube par une articulation mobile. Je décrirai successivement ces trois classes d'appareils : 1° Photophores indépendants ; 2° Photophores fixes ; 3° Photophores articulés. Comme on verra, mes derniers modèles de la troisième classe réunissent les avantages respectivement offerts par les appareils des deux premières classes, et peuvent répondre ainsi à tous les besoins.

Photophores indépendants.

Avec un miroir frontal quelconque, comme celui de Klar, par exemple, et un tube approprié, on peut pratiquer l'hystéroscopie d'une façon à peu près satisfaisante. Mes premiers essais ont été faits avec cette instrumentation élémentaire. Cependant, je me suis aperçu bien vite de la nécessité de l'améliorer et, abandonnant le miroir de Klar, avec lequel il faut se tenir à une certaine distance du tube qu'on éclaire, j'ai adopté un appareil frontal, représenté ci-contre (Fig. 8), et dont je ne donnerai qu'une rapide description.

Il se compose essentiellement d'un cylindre métallique C, renfermant une lampe à incandescence, et fermé à son extrémité inférieure par une lentille convergente L, en regard de laquelle est disposé un miroir plan, percé d'un orifice central.

L'autre extrémité du cylindre C est rattachée par un mécanisme à boule n, lui permettant des mouvements de rotation en tous les sens, à un support t, fixé lui-même sur un ressort métallique circulaire R, assez long pour embrasser le méridien occipito-frontal d'un adulte.

Fig. 8. Photophore frontal.

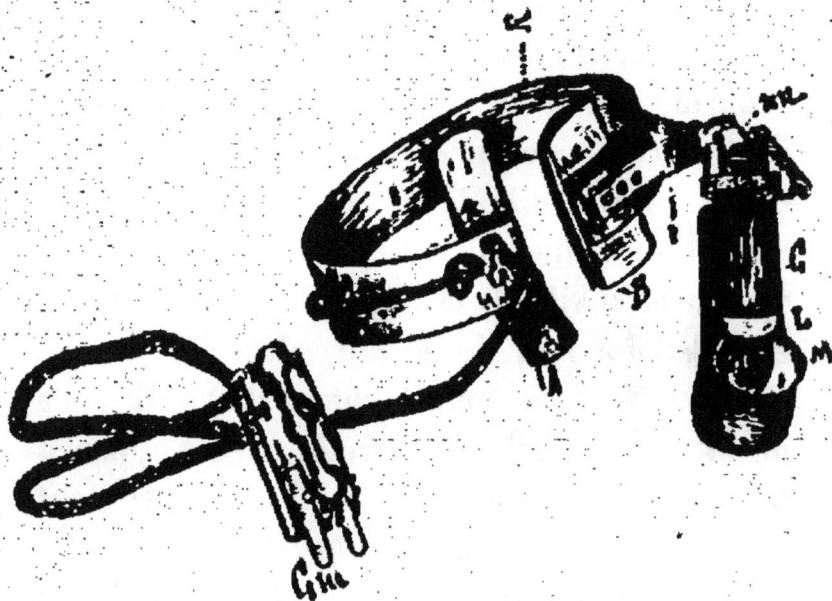

C Cylindre en métal.
L Lentille.
M Miroir avec orifice central.
R Ressort métallique.
A Traverse en métal.

B Coussinet isolant.
t Support.
mn Articulation.
Gm Commutateurs.

La lampe se met en communication, au moyen de fils, avec le commutateur *Gm* d'un accumulateur électrique.

Le fonctionnement de l'appareil est facile à comprendre. L'opérateur se coiffe du ressort métallique; grâce à l'articulation *n*, il oriente le miroir de manière que l'œil, placé derrière son orifice central, regarde dans l'axe du spéculum utérin. Il actionne alors le commutateur.

Photophores fixes.

Photophore de Casper.

Le photophore de Casper (Fig. 15, p. 41) est formé d'un support ou manche isolant en ébonite, qui porte à son extrémité supérieure l'appareil optique, et à son extrémité inférieure deux petites palettes avec lesquelles s'abouchent les fils électriques. La longueur totale de l'instrument est de 16 à 17 centimètres.

Appareil optique. — Une lampe à incandescence est logée au centre d'une armature en métal (Fig. 10) qui termine le manche à sa partie supérieure. Un cylindre mobile C également métallique (Fig. 11) est interposé entre la lampe et cette armature et porte à son extrémité supérieure une lentille plan convexe L. Enfin un manchon opaque mobile M (Fig. 12) recouvre le tout. Sur sa circonférence infé-

rieure et latéralement, il porte une échancrure
permettant à une vis de le fixer après le

Photophore de Casper, démonté.

Fig. 11.

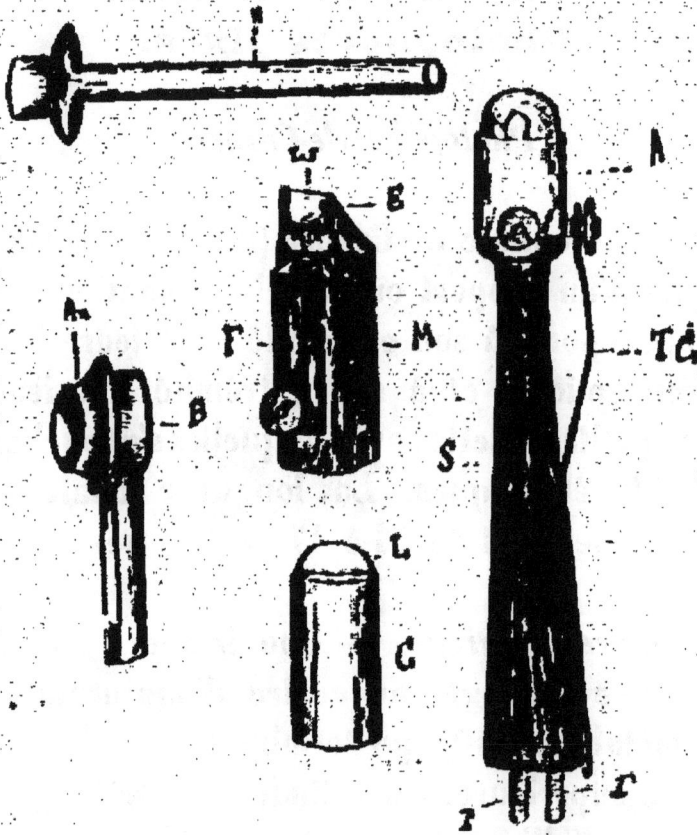

Fig. 13.   Fig. 11-12.   Fig. 10.

manche; deux autres vis ajoutent leur action
à celle de la première par simple perforation
sans échancrure. Le manchon est taillé obli-

quement en biseau à son plan supérieur, et
dans l'angle rentrant formé par ce biseau à
l'intérieur, se trouve logé un prisme orienté de
telle façon et placé à une telle distance de la
lentille que les rayons recueillis par cette
dernière sont réfléchis par le prisme à l'angle
droit. Pour permettre la sortie des rayons
réfléchis, la surface du manchon est légèrement échancrée en demi-lune en *E* sur celle
de ses faces opposées au plan du biseau; ainsi
qu'on peut le voir sur la figure 12, cette
échancrure met à découvert une petite portion
de l'une des faces rectangulaires du prisme.

Système électrique. — Les fils électriques
arrivent au pied du manche et s'abouchent,
ainsi que je l'ai déjà dit, avec deux petites
palettes fixées en ce point. Le système électrique de l'instrument est alors composé de
la façon suivante : D'une part, à la palette
gauche est adapté un fil qui monte à l'intérieur du manche, en suivant son axe jusqu'à
l'un des pôles de la lampe. De l'autre pôle,
part un fil qui aboutit à un bouton extérieur
attenant à l'armature *A*. La palette droite, à
laquelle aboutit le deuxième fil de l'accumu-

lateur, est mise en communication avec un organe spécial jouant le rôle de commutateur et dont je vais donner la description.

Tige commutateur. — Cet organe (Fig. 10) est ~e tige à ressort *TC*, fixée par sa partie inférieure au dos du support *S*, et libre à sa partie supérieure, dont l'extrémité peut se mouvoir entre le bouton métallique attenant à l'armature et une petite rondelle d'ivoire placée en dehors. La rondelle et le bouton sont reliés par un petit axe fixe qui leur est commun et qui traverse, sans la toucher, la tête de la tige.

A l'état de repos de l'instrument, la tige, dont le ressort n'est pas sollicité, s'appuie sur la rondelle d'ivoire, matière isolante, ce qui empêche le courant de passer. Dès qu'on exerce, avec le doigt, une pression suffisante sur la tige, celle-ci vient au contact du bouton métallique et établit, par ce contact, la communication entre le bouton et la palette droite du pied du manche. Le bouton communiquant avec la lampe, et la palette avec le second fil de l'accumulateur, le circuit se trouve fermé et livre passage au courant.

Pour plus de facilité dans le maniement de la tige commutateur, une vis placée sur l'axe de la rondelle d'ivoire et en dehors d'elle, permet de maintenir aussi longtemps qu'on le désire la tige dans la position de contact.

Le photophore de Casper est relié au tube hystéroscopique par un dispositif particulier.

Dans une bague de métal *B* (Fig. 13), supportée par une tige rectangulaire, est vissé un anneau de caoutchouc *An* qui se prolonge en entonnoir au devant de la bague; dans ce prolongement, vient se fixer le tube hystéroscopique à tambour. Le tout est relié à l'appareil optique par le moyen suivant :

Un fourreau de forme rectangulaire, comme celle de la tige portant la bague *B* et ouvert à ses deux extrémités, est fixé sur le manchon *M* de l'appareil optique, au-dessous de l'échancrure semi-lunaire. On introduit la tige dans le fourreau; l'anneau présente alors exactement sa moitié inférieure en regard de l'espace prismatique laissé à découvert, le prolongement de l'anneau faisant saillie du côté opposé à l'appareil optique.

Une vis placée sur le fourreau permet de fixer solidement la tige dans la cavité; il n'est

pas indifférent, en effet, que la tige en question, qui, en réalité, supporte le spéculum
utérin, passe à frottement dur ou libre dans
son fourreau. Il est nécessaire qu'elle y soit solidement enfermée à cause des mouvements
divers qu'on peut avoir besoin, comme nous
le verrons, d'imprimer à tout l'instrument, afin
d'être sûr d'avoir réalisé les conditions les
plus favorables pour une observation exacte et
complète.

A l'extrémité des fils de la pile électrique
est disposée une sorte de demi-manchon en
caoutchouc vulcanisé, muni de deux échan-
crures à l'intérieur desquelles viennent s'en-
châsser les palettes *PP'* de l'instrument (Fig. 10).

FONCTIONNEMENT. — Le mode d'emploi du
photophore Casper est très simple. On prend
en main le manche, on opère le montage du
tube hystéroscopique (Fig. 14) dans son ajustage annulaire et de la tige support dans son
fourreau. L'œil est placé en arrière de la moitié
supérieure restée libre de l'anneau, par conséquent au-dessus de l'angle du biseau qui constitue en haut la limite de l'espace demi-lunaire
échancré. Par cet orifice suffisamment large,

l'œil embrasse tout le champ que le bec du tube hystéroscopique circonscrit dans la cavité utérine.

Fig. 15 : Photophore de Casper, appareil monté.

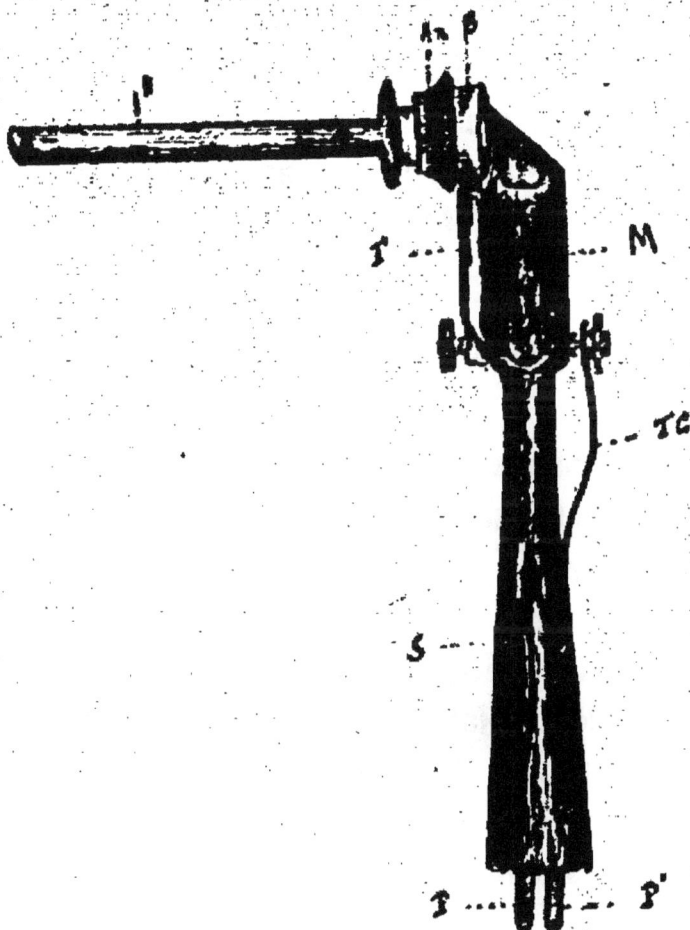

Pour éclairer le point observé, on actionne l'accumulateur, puis la tige à ressort. Il y a production de lumière; la lumière recueillie par la lentille arrive sur le prisme, qui la réfléchit à l'angle droit dans la direction de la moitié inférieure du canal endoscopique. On voit que tout le canal est éclairé par un faisceau lumineux puissant, tout en laissant dans la moitié supérieure une place libre aux rayons visuels. Je reviendrai sur ce point à propos du manuel opératoire de l'Hystéroscopie.

Photophore de Leiter.

Le photophore de Leiter présente, comme le précédent, un manche ou support isolant en ébonite. Il porte également à sa partie supérieure l'appareil optique, et à sa partie inférieure il s'articule avec les réophores.

La longueur totale de l'instrument est de 15 à 18 centimètres. Pour bien faire comprendre son mécanisme, il est nécessaire d'étudier séparément ses différentes parties. (Fig. 16 et 17.)

Appareil optique. — L'appareil optique est formé de deux parties (Fig. 16), ajustées à angle droit à la façon des deux branches d'un *T.* La partie horizontale est formée par une auge et la partie verticale comprend la lampe et son dispositif; occupons-nous d'abord de la branche verticale. Une lampe à incandescence (Fig. 17) est supportée par une petite monture isolante *I* de

Fig. 17 : Photophore de Leiter, démonté.

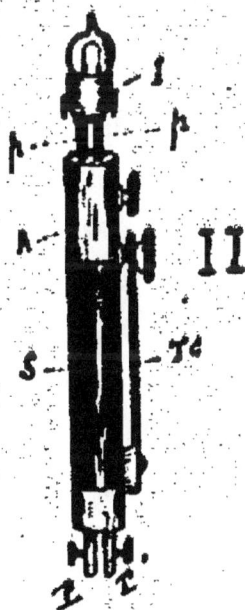

Fig. 18 : Photophore de Leiter, complet.

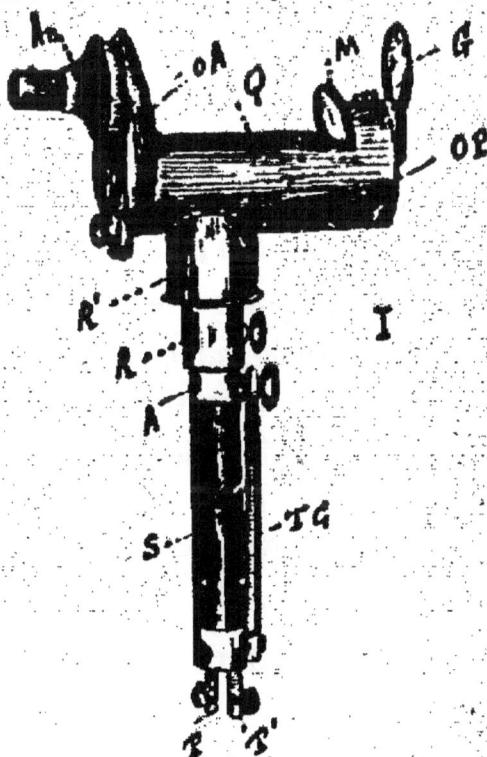

forme cylindrique, d'une longueur de 0^m,015 à 0^m,020 et d'un diamètre un peu inférieur à celui de la lampe. Cette monture est percée intérieu-

rement de deux petits canaux ; la lampe est
simplement posée sur la monture, et ses deux
pôles sont logés dans les deux petits canaux
qui parcourent la manche. Cette disposition, qui
rend la lampe mobile et indépendante, permet
de la remplacer à volonté selon les besoins.
Deux vis, placées sur les côtés de la monture,
permettent de fixer les pôles à l'intérieur des
canaux, de façon à immobiliser la lampe, et
par suite le foyer de lumière au cours d'une
observation. La monture elle-même est supportée par deux petites tiges creuses p et p', se
prolongeant à l'intérieur des canaux isolants
jusqu'aux pôles de la lampe, auxquels ils
forment une gaine métallique d'un contact
intime. Ces deux tiges enfin, surmontent une
armature cylindrique en métal A, de forme
allongée, fermée à la base supérieure par un
plateau de même diamètre, laissant passer les
tiges.

Cette armature est l'analogue de l'armature
du photophore de Casper ; comme cette dernière, elle est intimement unie par sa partie
inférieure au manche S qui la pénètre, et s'y
termine. Nous verrons plus loin qu'elle joue
le même rôle dans le fonctionnement de l'ap-

pareil. Notons simplement que toutes les pièces dont je donne actuellement la description, sauf la monture isolante et le manche, sont des pièces en métal.

Passons à la branche horizontale de l'appareil (Fig. 16). Elle est constituée par une auge semi-cylindrique Q, autrement dit par une cavité cylindrique, dont la moitié supérieure manque dans le sens longitudinal. L'auge est fermée en avant et en arrière par deux obturateurs qui ne sont autre chose que les deux bases du cylindre; le tout est en métal noirci à l'intérieur, de façon à s'opposer à la diffusion des rayons lumineux.

L'obturateur postérieur OP est disposé de manière à permettre d'introduire dans la cavité de l'auge un miroir légèrement concave M de 0,035^{m} de diamètre, le miroir est orienté dans un plan oblique au plan de la section longitudinale de l'auge, de façon qu'il renvoie les rayons réfléchis vers la partie supérieure de l'obturateur antérieur.

L'obturateur antérieur OA, de forme discoïde, et légèrement allongé dans le sens vertical, supporte en avant un entonnoir en caoutchouc vulcanisé, lequel est vissé dans un anneau métallique fixé lui-même à cet obturateur. La base de l'entonnoir et par conséquent sa cavité sont destinées à recevoir les rayons du miroir réflecteur. L'œil qui regarde derrière et au dessus de l'obturateur postérieur est, on le voit, éloigné de la base de l'entonnoir de toute la longueur antéro-postérieure de l'auge cylindrique (8 centimètres environ).

Pour rendre l'observation plus facile, et en même temps grossir légèrement les objets, une lentille *G*, en forme de disque mobile, articulée derrière l'obturateur postérieur, s'interpose l'œil et la base de l'entonnoir. Le foyer de cette lentille est à une vingtaine de centimètres; autrement dit, il correspond à l'extrémité biseautée du tube hystéroscopique, une fois ce dernier mis en place. Ainsi, les parties mises en rapport avec la tranche du biseau, apparaissent grossies et plus nettes à l'observateur.

Voyons maintenant de quelle façon la branche verticale se met en rapport avec l'auge et son contenu. Dans la paroi inférieure de l'auge, un peu en avant de son milieu, est percé un orifice dont le contour donne implantation à un tube métallique *R*. Ce tube est lui-même concentrique à un second tube *R'* implanté sur la même paroi de l'auge et d'un diamètre suffisamment supérieur à celui du premier pour ménager entre leurs deux parois une rigole circulaire. Le fond de cette rigole est criblé d'une série de petits orifices qui ont pour but de laisser passer un courant d'air perpétuel ; ce système de ventilation est suffisant pour éviter un échauffement trop considérable du cylindre à la suite de l'action un peu prolongée de la lampe.

On introduit la lampe dans le tube intérieur. Une rainure disposée à cet effet sur le côté de ce tube, permet de l'immobiliser sur le manche à l'aide d'une vis. Cette même vis permet d'élever ou d'abaisser la lampe suivant la quantité de lumière qu'on désire utiliser. L'appareil mis en place, étudions son système électrique.

Système électrique. — Le courant arrive dans l'instrument par deux fils articulés au pied du manche soutien (Fig. 17), à l'aide de deux petites tiges creusées en palette *P* et *P'* dans l'intérieur desquelles ils pénètrent et sont fixés

par des vis. De là, les deux fils suivent des
directions différentes. L'un, celui de gauche,
chemine dans le manche, arrive à l'une des
tiges-soutien de la lampe, celle que nous avons
appelée *P*, et par elle à l'un des pôles de la
lampe. De l'autre pôle de la lampe part un fil
qui aboutit à un bouton extérieur attenant à
l'armature fixe *A*, après avoir parcouru inté-
rieurement toute la hauteur de la tige *p'*. La
palette *P'* à laquelle aboutit le deuxième fil de
l'accumulateur est mise en communication avec
un organe spécial jouant le rôle de commutateur et dont voici la description :

Tige commutateur. — Une tige à ressort *TG*
est fixée par sa partie inférieure au dos de l'instrument, et libre à sa partie supérieure (Fig. 16 et
17). Cette disposition permet à l'extrémité supérieure de se mouvoir entre le bouton métallique
attenant à l'armature *A*, et une petite rondelle
d'ivoire placée en dehors. La rondelle et le
bouton sont reliés par un petit axe fixé au bouton
et qui traverse la tige sans la toucher. A l'état
de repos de l'instrument, la tige, dont le ressort
n'est pas sollicité, s'appuie sur la rondelle isolante en ivoire. Dès qu'on exerce avec le doigt

une pression suffisante sur la tige, celle-ci vient au contact du bouton métallique et ce contact établit la communication entre le bouton et la palette P'. Le bouton communiquant avec la lampe, et la palette creuse P' avec le second fil de l'accumulateur, le circuit se trouve fermé et peut livrer passage à un courant. Pour plus de facilité dans le maniement de la tige commutateur, une vis placée sur l'axe de la rondelle d'ivoire et en dehors d'elle permet de maintenir la tige aussi longtemps qu'on le désire dans la position de contact.

FONCTIONNEMENT. — On prend en main le manche S. On opère le montage du tube hystéroscopique dans son ajustage annulaire à la partie antérieure de l'obturateur O.A. L'œil se place derrière la lentille G et embrasse toute la cavité de l'anneau et toute celle du tube hystéroscopique. On actionne l'accumulateur, puis la tige à ressort; le courant passe et la lampe s'allume. Comme tout l'intérieur de l'auge cylindrique est noirci, la diffusion des rayons est évitée; ces rayons, recueillis par le miroir, sont réfléchis vers la base de l'entonnoir, et, renvoyés suivant l'axe du tube endoscopique,

Ils éclairent nettement les régions obser-
vées.

Photophores articulés.

Si les appareils de Casper et de Leiter sont
faciles à comprendre et peuvent être avantageusement utilisés pour l'hystéroscopie, dans la
pratique, néanmoins, ils présentent certains
inconvénients, notamment celui d'immobiliser,
pendant toute la durée de l'observation, l'une
des mains de l'opérateur. Chaque interruption
dans l'examen, pour assécher la muqueuse
utérine, pour nettoyer le canal de l'hystéroscope, etc., exige une nouvelle remise au point,
accompagnée de tâtonnements et pertes de
temps.

J'ai donc cherché à remédier à ces inconvénients, et en même temps à réaliser des
appareils à la fois moins encombrants, moins
compliqués, plus faciles à entretenir et réunissant à la fois les avantages des photophores
mobiles et des photophores fixes.

Le principe sur lequel je me suis réglé est
celui-ci : au lieu de faire porter le tube hystéroscopique par le photophore, que l'observa-

teur est obligé de tenir lui-même, j'ai pensé
qu'il était préférable de suspendre l'appareil
éclairant au tube. De cette façon, la main
gauche manœuvre indifféremment le photophore ou le tube hystéroscopique, et n'est pas
constamment immobilisée sur un point de
l'appareil. De plus, pour faciliter le nettoyage
de la cavité utérine, j'ai imaginé de rendre le
photophore mobile sur le tube.

1er MODÈLE (*abandonne*).

Je reproduis ci-contre, simplement pour
montrer l'évolution de la question, le premier
modèle que j'ai fait construire sur ce principe.

La première condition à remplir était d'avoir
un photophore aussi léger et aussi peu encombrant que possible. Celui représenté à la
figure 18 est constitué par un manchon métallique C, fermé à l'un de ses bouts par une
plaque isolante, à l'autre par une lentille fortement convexe L. La lampe est fixée à l'intérieur du manchon, sur la plaque isolante que
traversent les fils conducteurs (Fig. 18). Le
photophore est relié au tube hystéroscopique H,
par une ligne brisée formée des trois tiges

Fig. 18 : Hystéroscope à photophore articulé (1er Modèle).

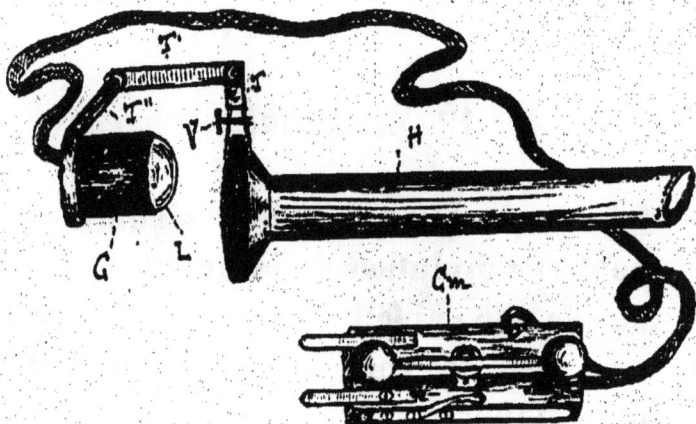

T, T', T''. Cette dernière *T* est invariablement fixée
à la partie supérieure de l'appareil éclairant;
son autre extrémité et l'extrémité correspondante de la tige médiane *T''*, s'articulent à la
façon d'une énarthrose, par emboîtement de
deux surfaces sphériques, permettant la rotation dans tous les sens. L'autre bout de la
tige *T''* est articulé à charnière sur l'extrémité
de la troisième tige *T*. Enfin celle-ci se termine
par une pince dont les deux branches, garnies
de dents à leur surface interne, peuvent être
rapprochées à volonté au moyen de la vis *V*.
D'autre part, le pavillon du tube hystéroscopique *H* porte sur son rebord un méplat que
viennent embrasser les deux branches de la
pince. En serrant la vis, l'assemblage des deux
parties de l'hystéroscope se trouve assuré.

Un commutateur *Cm* permet de faire passer
un courant à travers la lampe du photophore.

La charnière et l'énarthrose jouent toutes
deux à frottement suffisamment dur pour que le
photophore conserve, malgré son poids, toutes
les positions qu'on lui fait prendre.

Il ne reste plus qu'à le disposer de telle
façon que sa lentille éclaire la demi-circonférence supérieure du tube hystéroscopique.

L'examen de la cavité utérine se fait par la demi-circonférence inférieure du tube.

Cet appareil est beaucoup plus simple que les précédents. Il n'échappe cependant pas entièrement au reproche d'exiger de nouveaux tâtonnements à chaque mire, pour ramener le photophore dans la position qu'exige l'éclairage.

Je signalerai encore le modèle représenté à la figure 19, construit en même temps que le précédent et qui présente une disposition un peu différente.

Le photophore G est suspendu, sa lentille en bas, un peu au-dessus du tube hystéroscopique ; aussi la tige T a-t-elle reçu une plus grande longueur. Les rayons lumineux sont recueillis par le miroir M percé d'un orifice central, et qu'on oriente de manière à projeter ces rayons dans l'axe du tube.

Ce dernier appareil avait été construit pour répondre à des besoins un peu différents. Il est passible des mêmes critiques que le premier. Les inconvénients auxquels je fais allusion n'existent plus dans les modèles qu'il me reste à décrire.

Fig. 19 : Hystéroscope à photophore articulé, 1er Modèle, à miroir.

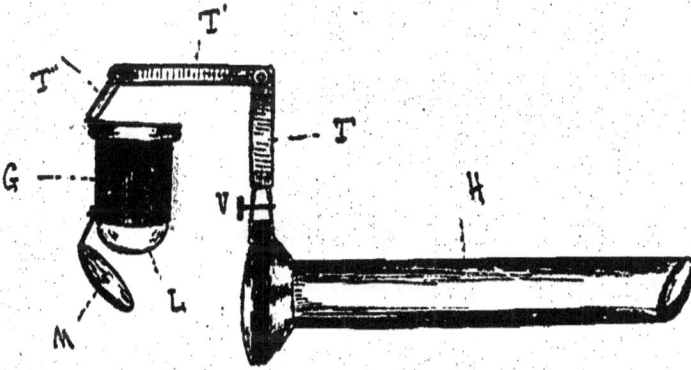

DEUXIÈME MODÈLE.

Le modèle n° 2, que j'ai fait construire par Leiter et modifier ensuite par Caillaud, est d'une construction très simple. Les mêmes tubes hystéroscopiques que pour le n° 1 (Fig. 20) conviennent pour ce photophore. Mais on peut le fixer à n'importe quel tube et même au spéculum bivalve utérin.

Il est composé d'une glace percée d'un orifice à travers lequel l'œil de l'opérateur doit observer la cavité utérine. Cette glace présente à sa partie inférieure, en *a*, une fourche destinée à recevoir un porte-lampe en caoutchouc durci. Ce porte-lampe supporte à sa partie supérieure, deux lampes à incandescence écartées l'une de l'autre de 5 à 6 millimètres, et à sa partie inférieure deux tiges destinées à établir la continuité avec les fils électriques, au moyen d'une vis ordinaire.

Sur la figure 20, l'ensemble des deux lampes et de leur support a été représenté dans une situation un peu plus basse qu'il ne convient, et cela pour ne pas masquer l'orifice central de la glace.

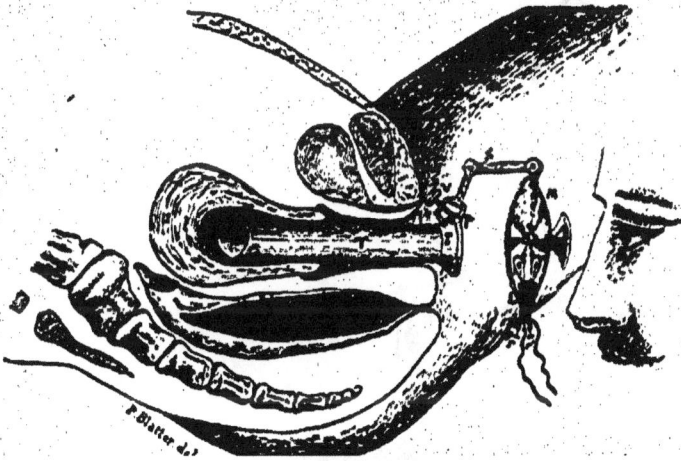

FIG. 20 : Hystéroscope de Clado, 2e Modèle, en place pour l'examen hystéroscopique.

Le porte-lampe fixé à sa place ordinaire présente une disposition telle que les deux lampes à incandescence divergent de chaque côté de cet orifice central. De cette façon, elles ne gênent nullement les rayons optiques tout

Fig. 21 : Hystéroscope de Clado, 2e Modèle.
Le miroir est relevé pour démasquer le tube.

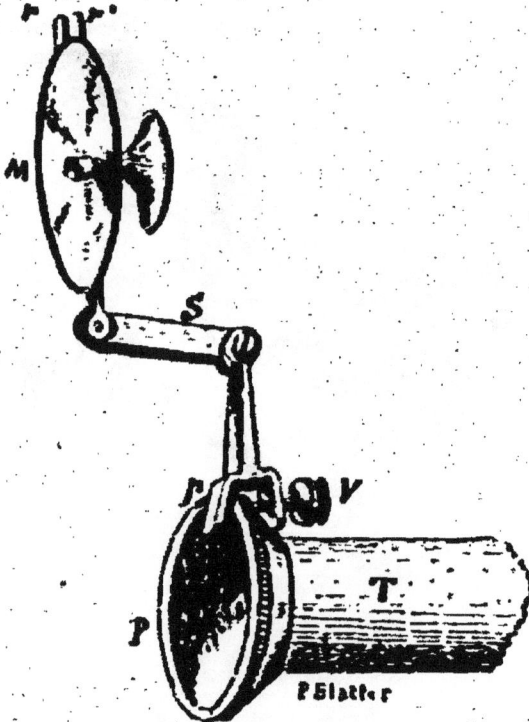

en éclairant la glace dans sa totalité, aussitôt le courant électrique mis en action.

La glace porte à sa partie supérieure un petit système de tiges articulées qui constituent son appareil de suspension (Fig. 21). La dernière tige se termine, à son extrémité libre, par une fourche munie d'une vis destinée à fixer le petit système, et par conséquent la glace, au pavillon du tube. Ce système de tiges, ainsi que leur articulation réciproque, ne diffèrent nullement des parties similaires que j'ai décrites plus haut, à propos de mon premier modèle.

FONCTIONNEMENT. — Pour pratiquer l'hystéroscopie, après avoir adapté ce photophore au tube hystéroscopique, on introduit ce dernier muni de son mandrin dans la cavité utérine.

On retire le mandrin et l'on abaisse la glace en faisant correspondre son orifice central à l'axe du tube hystéroscopique.

En actionnant le courant, les deux lampes électriques émettent des rayons lumineux dont une grande partie se réfléchit sur la glace et est renvoyée, suivant la lumière du tube hystéroscopique, sur le point de l'endomètre qui doit être éclairci. On regarde par le petit entonnoir situé derrière la glace, dont le canal se trouve correspondre précisément à l'orifice central du miroir.

S'il est nécessaire de nettoyer le tube hystéroscopique ou la cavité utérine, il suffit de
relever la glace pour démasquer entièrement le pavillon du tube. Après le nettoyage,
on abaisse de nouveau la glace en orientant
les rayons comme je viens de l'expliquer,
suivant l'axe du tube.

Cet appareil, somme toute, est aussi simple
que mon appareil à volet, qu'il me reste à
décrire, et d'un maniement presque aussi facile.
Toutefois, au point de vue de l'intensité de
l'éclairage, il lui est inférieur, parce qu'il y a
une déperdition notoire de rayons lumineux.

Il convient de l'employer avec des tubes
hystéroscopiques de fort calibre.

3e MODÈLE (*le plus parfait*).

Cet hystéroscope est le plus simple à manier,
le plus pratique de tous ceux que j'ai imaginés. C'est celui dont nous nous servons cou-
ramment à l'Hôtel-Dieu (Fig. 22 et 23.)

Je décrirai successivement et en détail le
porte-lumière ou photophore et son mode de
suspension au tube hystéroscopique.

Fig. 22 : Hystéroscope de Clado, 3e Modèle.
Le photophore en place pour l'examen hystéroscopique.

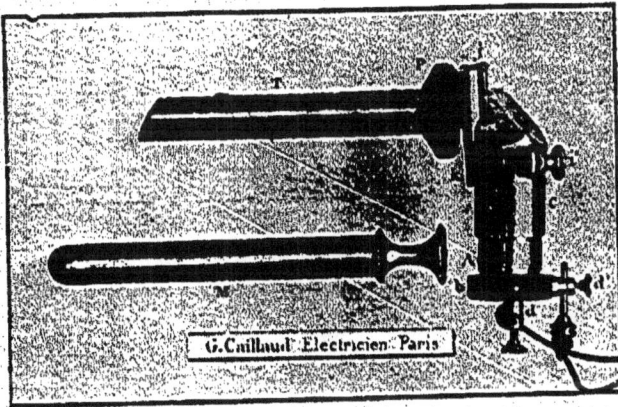

G. Caillaud Électricien Paris

... porte-lampe — A, plaque-isolante — dd', photophore — C, cylindre porte-

Photophore. — L'appareil éclairant se compose de trois pièces essentielles : Une lampe
à incandescence, une lentille plan-convexe et
un prisme réflecteur.

La lampe est vissée à l'intérieur d'un tambour de laiton *A*, dont elle dépasse l'extrémité
supérieure libre. L'autre extrémité du tambour
est encastrée dans une plaque isolante *b* sur
laquelle sont montés les deux rhéophores *d, d'*.

La lentille plan-convexe forme le fond
supérieur d'un manchon métallique, ouvert
à l'autre bout, et dans lequel le tambour *b*
peut pénétrer à frottement doux.

Enfin ce manchon peut s'emmancher à
son tour dans un autre cylindre métallique *C*,
ouvert à sa partie inférieure, et dont l'extrémité supérieure est aplatie en biseau. C'est à
l'intérieur du biseau qu'est encastré le prisme
réflecteur, triangulaire, présentant une face
inférieure horizontale, et une face verticale
qui vient s'appliquer contre la partie de la
paroi du cylindre *C*, située du côté opposé au
biseau. Une fenêtre demi-circulaire *h*, est
ménagée dans cette paroi, en regard de la
face verticale du prisme. Emmanchant successivement le tambour *A* dans le manchon, et

ce dernier dans le cylindre *C*, on voit que les rayons émis verticalement par la lampe renforcée par la lentille, se trouveront réfléchis à angle droit à travers la fenêtre *h*.

Un collet métallique *i*, muni d'une vis de serrage *i'*, permet de fixer du même coup dans leur position les trois cylindres concentriques. Ce collet sert en même temps d'attache à l'appareil de suspension qu'il me reste maintenant à décrire.

Suspension. — Pour la facilité du manuel opératoire, il importait de suspendre le porte-lumière au tube hystéroscopique lui-même, tout en lui conservant la possibilité de deux ordres de mouvement : un mouvement de volet, permettant de démasquer à volonté l'ouverture du tube cystoscopique, et un mouvement de haut en bas permettant de régler la hauteur de l'éclairage, en plaçant l'extrémité supérieure du bec de flûte à une hauteur telle qu'elle ne masque que la demi-circonférence inférieure de l'orifice du tube hystéroscopique.

Le premier de ces mouvements est réalisé par une charnière verticale, dont l'axe *jj* est fixé au collet du photophore, tandis que la

Fig. 23 : Hystéroscope de Clado. 3e Modèle.
Le Photophore écarté pour démasquer le tube hystéroscopique.

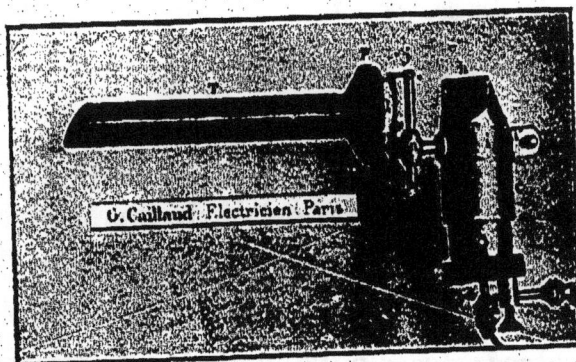

A, tampon porte-lampe. — h, prisme réflecteur. — jj', charnière. — n, vis de serrage.
l, coulisse d'attache. — P, pavillon du tube hystéroscopique.

pièce K, formant battant, s'articule au tube hystéroscopique.

A cet effet, un méplat est ménagé sur le bord du pavillon P, du tube T, de manière que ce bord puisse glisser à frottement doux, entre les mors d'une petite coulisse l, attachée à demeure sur le battant k. Une vis de serrage permet de fixer solidement le pavillon dans la coulisse ; le porte-lumière se trouve ainsi suspendu à l'hystéroscope, dont il peut, grâce au mouvement de la charnière, venir masquer ou démasquer l'ouverture suivant le besoin.

Quant au mouvement du photophore dans le sens vertical, voici comment il est obtenu. L'axe jj de la charnière n'est pas fixé à demeure sur le collet i, mais glisse à travers un bouton métallique m qui, lui, est invariablement attaché à ce collet.

La situation de l'axe jj étant déterminée par celle du tube hystéroscopique, on voit que le bouton m, et par suite le photophore qui lui est attaché, pourra se déplacer verticalement le long de son axe ; une vis de serrage n permet de fixer le photophore à la hauteur voulue.

En somme, ce dispositif est peu encombrant, et son fonctionnement est aussi aisé que pos-

sible. Tout l'attirail des photophores allemands
se trouve avantageusement remplacé par un
petit appendice de 6 à 7 centimètres de haut,
qu'on vient attacher latéralement au pavillon
de l'hystéroscope, et qui peut se rabattre à
volonté dans un sens ou dans l'autre, tout en
conservant la hauteur donnée une fois pour
toutes. Les deux mains de l'opérateur restent
libres ; un léger déplacement imprimé au photophore rend facile, en démasquant l'ouverture
du tube, l'introduction de tampons, de jets
liquides ou d'instruments dans la cavité utérine,
sans crainte de salir la fenêtre du prisme ; puis,
un rabattement du photophore permet de
reprendre, sans tâtonnements, sans nouvelle
remise au point, le cours des observations
hystéroscopiques.

La rapidité avec laquelle le photophore est
remis à sa place pour l'observation, est un
élément de grande importance. Aussitôt le
dernier tampon retiré, on rabat le photophore
sur le tube, et l'on examine la cavité utérine ; de cette façon, même si l'utérus saigne
abondamment, on arrive à le surprendre, pour
ainsi dire, à sec. A ce point de vue, seuls les
instruments avec éclairage frontal peuvent ri-

valiser avec mon dernier modèle. Encore est-
il nécessaire d'ajouter que parfois, avec le miroir frontal, il y a un peu de perte de temps
avant l'orientation des rayons lumineux dans la
direction de l'axe des tubes hystéroscopiques.

J'ajouterai que l'appareil est d'une construction très simple, d'un démontage facile; toutes
ses parties sont aisément entretenues en bon
état de fonctionnement et de propreté.

Piles électriques.

On peut se servir pour actionner ces divers
appareils de n'importe quelle pile à éclairage,
pourvu qu'elle produise une lumière aussi intense que possible, et en même temps qu'elle
soit réglable, afin de ne pas avoir à redouter
la brûlure des fils. Des piles réunissant ces
conditions se trouvent chez les différents cons-
tructeurs. A l'Hôtel-Dieu, on emploie commu-
nément celles de Caillaud, de Gaiffe, de Chardin,
de Nitze...

Il est indispensable, pour éviter de brûler
facilement la lampe, de faire passer le courant par un rhéostat. On règle au moyen de

cet instrument, avant de procéder à l'hystéroscopie, la quantité de lumière voulue, puis
on interrompt le courant.

Une fois que le tube hystéroscopique est
entré dans la cavité utérine, on rétablit le courant, lequel, traversant la spire du rhéostat, ne
risque plus de donner des à-coup et de brûler
la lampe.

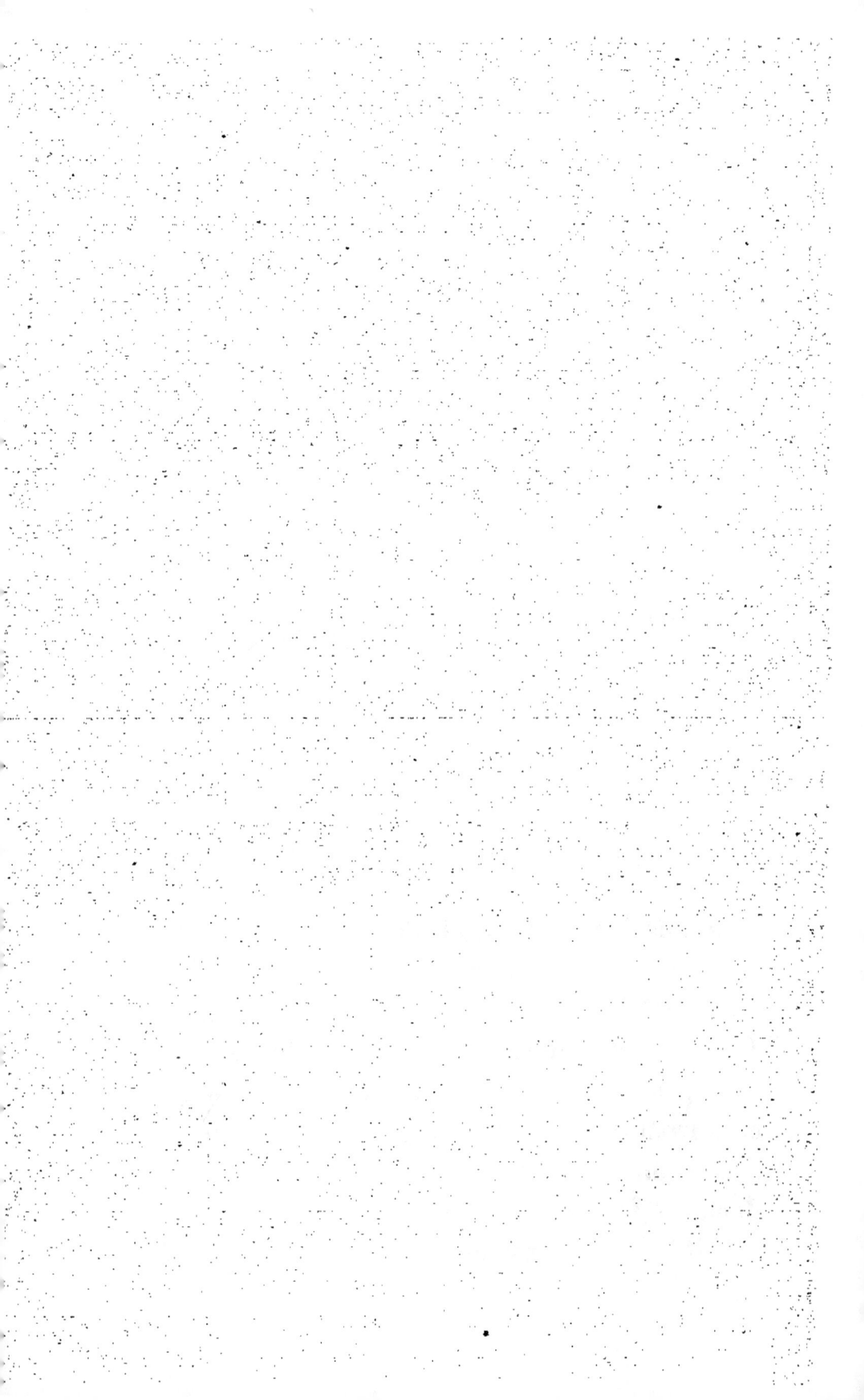

TECHNIQUE OPÉRATOIRE

A la rigueur, on pourrait examiner la cavité utérine avec l'hystéroscope sans écartement préalable des parois vaginales, en suivant à peu près la même technique que pour le cathétérisme utérin. Après une dilatation convenable de la cavité utérine, un tube suffisamment long peut être facilement conduit sur le doigt et introduit dans cette cavité. Il suffirait de choisir un tube très long, pour que son pavillon demeure hors de la vulve, même lorsque l'extrémité du tube est arrivée au bout du canal

utérin. Je ne conseille cette manière de faire
que très exceptionnellement, parce que les
résultats qu'elle fournit sont peu précis, toute
manœuvre latérale du tube étant impossible.

La condition principale pour une bonne
observation est l'immobilisation de l'utérus,
facilement obtenue au moyen d'une pince à
dents placée sur le col.

Deux adjuvants à l'examen hystéroscopique
méritent une mention spéciale : 1° L'écartement des parois vaginales, pour mettre le col à
nu et pour rendre faciles les manœuvres latérales du tube hystéroscopique ; 2° Le prolapsus
artificiel de l'utérus qui permet de se rappro-
cher de la partie profonde de la cavité utérine.

Le premier de ces adjuvants me paraît
indispensable ; quant au second, nous verrons
qu'on peut parfaitement s'en passer.

a. Écartement des parois vaginales.

On peut se servir d'une valve large, placée
sur la paroi vaginale postérieure, et déprimant la commissure correspondante, ou bien
d'un spéculum bivalve ordinaire. L'un ou

l'autre de ces instruments suffit pour les
cas où le prolapsus artificiel n'est pas nécessaire.
Si cette dernière manœuvre doit être remplie,
il faut recourir au spéculum connu sous le nom
de spéculum de Clado. A la clinique de l'Hôtel-
Dieu, nous employons cet instrument dans les
cas les plus divers. Il est d'ailleurs aussi facile
à manœuvrer que n'importe quel spéculum.

Nous allons en donner une courte description.

Spéculum de Clado.

Cet instrument se compose (Fig. 21) de deux
larges valves, de 7 centimètres environ de lon-

Fig. 21 : Spéculum vaginal de Clado.

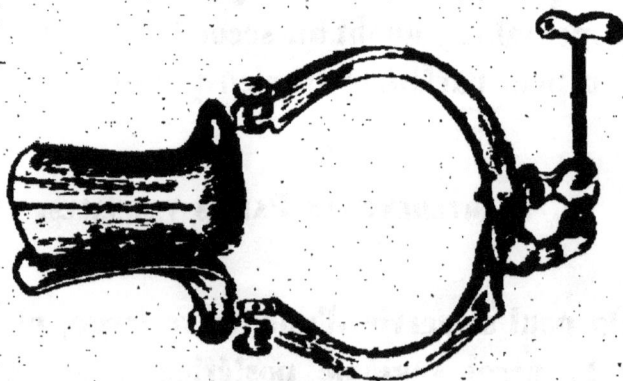

gueur, portées chacune à l'une des extrémités
d'un dispositif particulier en forme de fer à
cheval.

Chacune de ces valves est coudée à son extrémité vulvaire, de manière à former une sorte de pavillon semi-lunaire, au milieu duquel vient s'attacher l'extrémité correspondante du dispositif. Ce dernier est constitué par deux branches recourbées en S, les deux arcs de chacune d'elles étant de grandeur très inégale. Ces deux branches s'entrecroisent au niveau de la rencontre des deux arcs, et sont fixées en ce point à l'aide d'une vis, qui leur permet de se mouvoir à la façon d'une paire de ciseaux. Les valves sont articulées respectivement à l'extrémité de chacun des grands arcs, au moyen d'une charnière qui permet au fer à cheval de passer de la position horizontale représentée sur la figure 21 à une position perpendiculaire, en d'autres termes de décrire un quart de cercle, de manière à se placer verticalement au-dessus du pavillon du spéculum.

On comprend que ce mouvement de rotation du dispositif, renversant la direction convergente des deux valves, a pour effet de les éloigner l'une de l'autre, de même, par exemple, que l'extension des jambes sur les cuisses a pour effet d'accentuer le genu-valgum.

D'autre part, les extrémités des deux petits arcs sont reliées par une vis de serrage, et l'on voit que tout déplacement de ces extrémités, à l'aide de cette vis, doit déterminer un déplacement considérable des deux valves, proportionnel à leur distance du point de croisement. C'est exactement ce qui se passe quand on écarte les anneaux d'une paire de ciseaux à longues lames.

La manœuvre de ce spéculum est facile à comprendre. Le dispositif en fer à cheval est placé dans le prolongement des deux valves. Celles-ci étant mises en contact l'une de l'autre, on les introduit dans la cavité vaginale, puis on redresse le dispositif verticalement, contre le pubis. Ce redressement détermine déjà, nous l'avons dit, un certain écartement des deux valves. En actionnant la vis, cet écartement devient rapidement très considérable.

Dans ces conditions, le constricteur du vagin et le releveur de l'anus, par leur tonicité, fixent solidement le spéculum, qui reste immuable au niveau de l'anneau vaginal, et l'opérateur n'a aucun besoin d'aides pour maintenir l'écartement des parois du vagin.

Grâce à la faible longueur de valves et à l'écartement considérable que peuvent prendre leurs extrémités, le col utérin s'abaisse et vient se placer de lui-même au centre du spéculum. En effet, du fait des tractions ainsi exercées latéralement dans la profondeur sur les parois vaginales, l'utérus subit un abaissement, ce qui amène l'orifice cervical non loin de la vulve. Pour pratiquer l'examen hystéroscopique, il suffit de fixer le col avec une pince à dents, et d'introduire le tube hystéroscopique dans la cavité utérine. On comprend facilement que, dans ces conditions, la simple traction de la pince permet d'abaisser l'utérus encore davantage et d'amener le col tout près de l'orifice vulvaire.

b. Prolapsus artificiel.

Comme adjuvant à l'hystéroscopie, l'abaissement de l'utérus n'est pas indispensable; l'emploi de tubes hystéroscopiques d'une longueur convenable peut parfaitement y suppléer. Toutefois, le prolapsus artificiel de l'utérus favorise beaucoup l'examen et peut être conseillé chaque fois que les conditions anatomo-pathologiques le permettent sans nuire à la malade. Nous l'avions même formellement recommandé dans la thèse du docteur Cogrel; mais depuis, nous avons fait voir qu'on pouvait se passer de l'abaissement de l'utérus en employant un fort éclairage et des tubes très longs.

La pratique du prolapsus artificiel est de connaissance trop courante pour que nous ayons besoin de l'exposer ici. Mais nous devons insister sur les conditions où ce prolapsus peut être pratiqué utilement et sans danger, au cours d'un examen hystéroscopique, en d'autres termes, examiner ses indications et ses contre-indications.

Indications et Contre-indications du Prolapsus artificiel en hystéroscopie.

Examinons les cas dans lesquels on peut employer le prolapsus artificiel et ceux dans lesquels on doit, au contraire, examiner l'utérus en sa place naturelle. La formule, en la circonstance, est facile à donner :

Toutes les fois que l'inflammation, la lésion quelconque aura dépassé les limites de la cavité utérine pour gagner les annexes ou le paramétrium, il faudra se garder de faire prolaber l'utérus, et se contenter de l'examiner sur place, en se servant de grands tubes endoscopiques.

Un examen clinique approprié nous conduit facilement au diagnostic de ces différents ordres de lésions qui constituent, comme je viens de le dire, autant de contre-indications à l'abaissement artificiel de l'utérus. Toutefois, même en l'absence de lésions palpables, la douleur seule éprouvée au niveau de la corne utérine ou des culs-de-sac vaginaux doit être considérée comme une contre-indication; il en est de même d'une tuméfaction quelconque, ou encore d'adhérences qui empêchent l'utérus de descendre facilement sous l'influence de la traction. En somme, depuis la douleur jusqu'à l'existence d'une lésion péri-utérine ou annexielle évidente, la contre-indication à l'abaissement est absolue.

L'indication du prolapsus artificiel de l'utérus se présente dans toutes les lésions internes de cet organe. Le saignement de la muqueuse, la suppuration, les déviations, pourvu qu'elles ne soient pas impossibles à corriger, ne constituent pas des contre-indications à l'abaissement de l'utérus. Cependant, je le répète en terminant, de ce que l'utérus est abaissable il ne s'en suit pas qu'on doive toujours pratiquer le prolapsus artificiel. A l'opérateur de décider dans chaque cas s'il doit y recourir ou s'en passer.

Si j'ai insisté sur ce point, c'est qu'il n'est pas indifférent de procéder à l'hystéroscopie avec un tube long ou un tube court ; on comprend du reste qu'avec un tube court, la lésion est pour ainsi dire sous les yeux et l'éclairage beaucoup plus intense ; cependant, avec un peu d'habitude, la différence devient presque négligeable.

De la Technique hystéroscopique en général.

Préliminaires.

Avant d'aborder l'étude de l'hystéroscopie en général, nous allons tracer quelques règles relatives à des préliminaires qui nous paraissent indispensables ; nous les exposerons avec quelque détail, et l'on fera bien de les suivre rigoureusement, afin de mettre la malade à l'abri des accidents que pourrait entraîner l'introduction de germes dans la cavité utérine, du fait même d'une technique défectueuse.

Ces préliminaires se divisent en deux catégories, concernant : 1° La préparation de la malade ; 2° La préparation des instruments.

1° *Préparation de la malade.* — Cette préparation comporte la dilatation de la cavité utérine, l'asepsie du vagin et l'anesthésie locale ou générale.

Pour pratiquer l'hystéroscopie, il est nécessaire de dilater d'abord le col et la cavité de l'utérus avec des tiges de laminaire, des éponges préparées ou tout autre dilatateur approprié.

Le degré de la dilatation est variable ; il dépend du diamètre de l'hystéroscope que l'on juge à propos d'employer.

Après une douzaine d'heures de dilatation, on peut déjà procéder à l'examen, en se servant toutefois d'un tube de petit calibre. On peut dire que 48 heures, tout au plus, de dilatation sont nécessaires pour un examen sérieux et complet de toute la cavité utérine.

Pour répondre à une objection qui a été faite, je ferai observer que la dilatation du canal cervico-utérin ne constitue pas une complication spéciale à l'hystéroscopie. En effet, pour la plupart des affections intra-utérines, la dilatation est le premier acte du traitement, si bien qu'on ne fait, dans la circonstance, que l'utiliser en vue d'un diagnostic précis. D'ailleurs, ne dût-elle servir qu'à ce seul objet, qu'il ne faudrait pas hésiter à l'entreprendre, étant donnée l'importance des résultats que peut fournir l'observation hystéroscopique.

La dilatation de la cavité utérine n'est pas absolument indispensable à l'examen hystéroscopique. Le cas échéant, on pourrait s'en passer, à la condition de ne se servir que d'un tube hystéroscopique de petit calibre. Mais on conçoit que les renseignements recueillis dans ces conditions sont souvent aléatoires et toujours peu rigoureux.

Inversement, la dilatation devient inutile en présence d'un utérus dont la cavité se trouve déjà dilatée, du fait d'une maladie ou d'un accouchement. La voie est toute prête, on n'a qu'à s'en servir.

En ce qui concerne l'asepsie du vagin, nous estimons qu'elle constitue une nécessité dont il ne faudrait jamais se départir.

Dans le service de gynécologie de l'Hôtel-Dieu, presque toutes les malades sont soumises à une règle générale d'antisepsie, quelle que soit leur affection, et cela dès le jour de leur entrée à l'hôpital. Cette règle leur impose des injections au sublimé, faites matin et soir, et suivies d'un tamponnement vaginal à la gaze iodoformée. Au bout de trois ou quatre jours de ce traitement, le vagin est déjà suffisamment préparé pour l'examen hystéroscopique.

Pour les malades ainsi traitées, une longue irrigation au sublimé administrée immédiatement avant l'examen nous paraît devoir suffire. Mais pour les cas où le vagin n'a pas été préalablement préparé, il est nécessaire, avant de pratiquer l'examen hystéroscopique, de prendre toutes les précautions antiseptiques usitées en gynécologie. Il faut donc nettoyer soigneusement la cavité vaginale avec le savon

et le doigt de crin d'abord, puis au moyen
d'une longue irrigation au sublimé à 1/2 000.
Ici encore, nous tenons à bien faire observer
que ce ne sont pas là des complications imputables à l'hystéroscopie, car ces précautions
antiseptiques sont indispensables avant la pose
de la laminaire. Or nous avons vu que la dilatation de la cavité utérine est nécessaire pour la
plupart des affections utérines; cela étant, on ne
fait donc qu'utiliser pour l'hystéroscopie le vagin
aseptisé et l'utérus dilaté en vue du traitement.

L'emploi de l'anesthésie générale est facul-
tatif. On y aura recours si l'examen doit être
suivi d'une opération quelconque sur l'utérus
ou l'endomètre. En dehors de ces conditions,
on peut utiliser la cocaïnisation, qui, par son
action hémostatique, permet en outre d'examiner la cavité utérine avec plus de facilité.
A cet effet, nous avons l'habitude d'introduire
dans la cavité de l'utérus, au bout d'un porte-
tampon, un petit tampon d'ouate imbibé de la
solution au 1/30°, et de l'y maintenir pendant
trois ou cinq minutes.

2° *Préparation des instruments.* — L'asepsie
des instruments doit être aussi rigoureuse que

pour une opération sur l'utérus. S'il en était autrement, le frottement exercé par les instruments ou les tampons sur l'endomètre ne manquerait pas d'y produire des inoculations secondaires. Ces inoculations seraient d'autant plus faciles que l'endomètre malade représente une vaste porte d'entrée, prête à recevoir l'infection apportée du dehors.

Le spéculum vaginal, les pinces à abaissement, les tubes hystéroscopiques, leurs mandrins et les porte-tampons subiront d'abord la stérilisation, soit à l'autoclave soit dans une étuve à air sec. Pour plus de sûreté, nous avons l'habitude à l'Hôtel-Dieu de faire encore bouillir tous ces instruments pendant un quart d'heure, avant de nous en servir.

Les porte-tampons seront garnis de ouate stérilisée. L'aide qui est chargé de cette petite opération doit avoir les mains aussi aseptiques que s'il s'agissait d'une opération abdominale.

Si toutes ces conditions ne pouvaient être remplies — comme cela arrive lorsqu'on pratique l'examen en ville — si l'on se trouvait seul, sans aide habitué à toutes ces manœuvres, il faudrait procéder de la façon suivante :

Flamber dans une cuvette où l'on allume un
peu d'alcool tous les instruments en métal.
Charger ensuite vingt à vingt-cinq porte-tampons avec la ouate, et les plonger les uns après
les autres dans l'alcool à 90° ou dans l'esprit
de vin, puis les flamber à leur tour sans laisser
à la ouate le temps de se carboniser. Ces tampons, rangés dans une cuvette en porcelaine
préalablement flambée, sont placés à côté de
l'opérateur qui les prend lui-même successivement, sans avoir besoin de l'aide de personne.

Examen hystéroscopique.

Tout étant ainsi préparé, voyons comment
on procède à l'examen.

La femme doit être placée dans la position
dorso-lombaire cuisses fléchies, situation re-
quise pour l'examen au spéculum vaginal. On
introduit d'abord dans le vagin le spéculum
bivalve dont j'ai donné la description ; on
obtient ainsi une vaste ouverture, qui permet
d'évoluer tout à l'aise. On peut examiner l'u-
térus en sa place normale, ou bien après
l'avoir abaissé préalablement (prolapsus arti-

ficiel). Selon que l'on adopte l'une ou l'autre des manières de faire, on doit employer des hystéroscopes plus ou moins longs.

Quelle que soit la position de l'utérus, il faut en fixer et immobiliser le col à l'aide d'une pince à dents (pince de Museux, pince tire-balles, pince à abaissement, etc.).

L'hystéroscope, armé de son mandrin, est introduit et poussé doucement dans la cavité dilatée du col. Généralement, il franchit le canal cervico-utérin avec assez de facilité et atteint rapidement le fond de l'organe.

Procédons à l'inspection de la cavité utérine et admettons qu'aucun écoulement de sang ou de pus ne vienne la gêner. Le premier point qui tombe sous le regard est le fond de l'utérus. On en profite pour l'examiner complètement, en inclinant l'instrument à droite et à gauche, par des mouvements lents et dirigés de manière à déplacer l'extrémité profonde de l'instrument suivant la ligne transversale de la base de l'organe. Pendant ce temps, pour fixer le fond de l'utérus, un aide repousse les parties molles de la paroi abdominale derrière le pubis, de façon à caler pour ainsi dire l'organe.

Pour examiner le reste de la cavité, il faut
retirer peu à peu le tube jusqu'à l'orifice du col
utérin : dans cette manœuvre, on voit les deux
parois de la cavité utérine faire en quelque
sorte hernie à travers l'orifice profond de
l'instrument. Les deux faces, séparées par
une fente qui représente la cavité utérine virtuelle, se présentent avec l'apparence de deux
fesses séparées par le sillon inter-fessier.

Pour observer une plus grande partie des
parois utérines, il est nécessaire de faire décrire à l'hystéroscope des mouvements de
rotation autour de son axe, à droite et à gauche,
de façon à mettre successivement la section
du biseau en rapport avec une portion plus
grande de chacune des parois.

On peut dire qu'en principe cinq différentes
positions de l'instrument sont nécessaires pour
l'examen méthodique de la cavité utérine.

La première position sert à examiner le fond.

La deuxième et la troisième permettent l'examen des faces.

La quatrième et la cinquième, les parties
latérales ou angles.

J'ai déjà dit comment on doit procéder pour
l'examen du fond de l'utérus. En ce qui con-

cerne les deux faces, antérieure et postérieure,
il faut tourner l'ouverture du tube coupé en
biseau en regard de la face à examiner, dont
on fera l'observation en retirant l'instrument
progressivement. Dans cette manœuvre, la face
qu'on observe défile pour ainsi dire dans la
lumière du tube, par portions successives de
haut en bas, faisant une légère saillie humide.
Dans ces conditions, la moindre lésion de la
paroi utérine est nécessairement décelée à
l'observateur.

Pour examiner les angles ou bords laté-
raux de la cavité utérine, le biseau doit être
tourné du côté correspondant, et parcourir
de haut en bas, comme pour les faces, toute
la longueur de chaque bord. Dans cette
manœuvre, l'angle dièdre formé par la réunion
des faces antérieure et postérieure de l'utérus,
subit un écartement en rapport avec le calibre
du tube hystéroscopique. Autrement dit, plus
le calibre de l'instrument est grand, plus l'angle
devient obtus, et plus, conséquemment, l'examen devient facile. Nous ajouterons que
quand il y existe une lésion sous forme de
noyau, cet angle subit un écartement de ses
parois du fait de la lésion même. Il en résulte

qu'une lésion en forme de noyau facilite par sa présence l'examen hystéroscopique.

Les cinq positions que nous venons de décomposer un peu schématiquement, sont faciles à réunir en un seul temps pour quiconque est un peu exercé au maniement de l'hystéroscope. Il suffit, en même temps qu'on parcourt de haut en bas, la cavité utérine, de faire décrire au tube hystéroscopique des mouvements de rotation qui mettent successivement toutes les parties de cette cavité en rapport avec la lumière du tube.

En manière de synthèse, nous allons exposer en quelques mots la façon dont nous avons l'habitude de procéder à l'examen.

Le tube étant poussé jusqu'au fond de la cavité utérine, on observe ce fond comme il a été dit plus haut. Puis on retire l'instrument de haut en bas assez rapidement, mais de façon à surprendre au passage le siège de la lésion.

Si, pendant ce parcours, l'une des faces ou un autre point de la cavité utérine présente l'apparence d'une lésion quelconque, on repousse l'instrument sur le fond de la cavité, on tourne le biseau du côté de la région affectée et l'on retire à nouveau le tube. Le côté le plus découvert du tube vient nécessairement se mettre en rapport avec le point malade, qu'on examine de haut en bas, en retirant le tube avec toute la lenteur désirable et en s'arrêtant aussi longtemps que l'exige l'observation.

Toute séance d'hystéroscopie doit se terminer par une longue irrigation antiseptique faible de la cavité utérine, à moins qu'elle ne soit suivie, immédiatement, d'une opération quelconque, auquel cas c'est le genre d'opération à pratiquer qui commande la conduite du chirurgien.

Je tiens à faire observer, une fois pour toutes, que l'hystéroscopie ne constitue nullement une manœuvre dangereuse. Elle est tout à fait inoffensive. Pratiquée depuis plus de quatre ans à la Clinique de l'Hôtel-Dieu, elle s'est montrée d'une innocuité absolue. Nous n'avons jamais eu à enregistrer d'accident sérieux, consécutif à un examen. Au début de nos recherches, nous avons observé deux ou trois fois un peu de fièvre ou de la douleur, mais nous avons pu en reconnaître l'origine. Ces accidents étaient soit la conséquence d'une antisepsie défectueuse, soit le résultat de tractions trop fortes exercées sur l'utérus pour réaliser son prolapsus artificiel. Connaître la cause de ces manifestations, c'est pouvoir y obvier facilement. Ce qui confirme notre conviction à cet égard, c'est que, depuis que nous nous conformons strictement aux règles que nous venons de tracer, nous n'avons plus observé le moindre accident, même dans les cas où nous avons pratiqué l'hystéroscopie pour des métrites compliquées de salpingite.

De la technique spéciale aux divers hystéroscopes.

Un aperçu sur le mode d'emploi des différents hystéroscopes que j'ai décrits au commencement de cet exposé me paraît indispensable, car il nous conduira tout naturellement au choix de l'appareil qu'il convient d'employer pour un cas donné.

Ces appareils se groupent en deux grandes catégories, suivant que la lampe est séparée du tube hystéroscopique ou lui est réunie. Pour pratiquer un examen de l'utérus, le procédé à employer diffère suivant qu'on se sert de l'une ou l'autre catégorie d'hystéroscopes.

Dans le modèle à éclairage séparé, on commence par l'introduction du tube hystéroscopique dans la cavité utérine, puis, après avoir actionné l'appareil à éclairage, placé sur le front de l'opérateur, on oriente les rayons lumineux suivant la direction de l'axe du tube hystéroscopique, et l'on regarde à travers l'orifice central du miroir.

Le reste du manuel opératoire ne diffère en rien de ce qui a été dit dans la description générale. J'ajoute que le nettoyage de la cavité utérine, l'inspection, le tamponnement, etc., en un mot, toutes les manœuvres ayant pour but de faciliter l'inspection de la cavité utérine, sont beaucoup plus faciles à réaliser, on le comprend, avec les appareils dans lesquels le tube et la lumière se trouvent séparés l'un de l'autre.

Pour pratiquer l'hystéroscopie avec les appareils du type Casper et Leiter, dont le photophore et le tube sont réunis, on commence par introduire dans la cavité utérine le tube hystéroscopique muni de son mandrin ; on retire le mandrin et l'on fixe ensuite le photophore au pavillon du tube. Si l'utérus est suffisamment propre et ne saigne pas, l'observation se fait dans de bonnes conditions ; mais dans le cas contraire, c'est le nettoyage indispensable de la cavité utérine qui devient une source de difficultés. On est obligé, en effet, de démonter l'appareil et de procéder au tamponnement, puis de remettre le photophore en place pour observer de nouveau. Mais pendant ce démontage et remontage, le saignement de l'utérus a tout le temps de se reproduire et de s'opposer ainsi à l'examen. L'assujettissement des deux pièces de l'appareil contribue aussi — par les mouvements qu'on est obligé d'imprimer au tube — à faire saigner la cavité utérine.

Avec l'appareil de Casper, on pourrait à la rigueur, il est vrai, faire le nettoyage sans démonter les deux pièces ; pour cela, il suffit de tourner le manche en haut, et de nettoyer par la demi-circonférence supérieure du tube directeur, devenue momentanément inférieure. Mais, malgré tout, on verra plus loin qu'on n'est pas maître de ne pas salir le prisme de l'instrument, et masquer ainsi en partie les rayons lumineux.

Nous verrons bientôt qu'il est cependant des

circonstances où ces deux appareils peuvent être utilisés avec avantage.

Les deux instruments dont il nous reste à examiner le maniement clinique ont été construits sur mes indications par Leiter et par Caillaud. Ils réunissent les avantages des instruments à lumière et tube séparés, et de ceux à lumière et tube réunis.

L'instrument que j'ai fait construire par Leiter (Fig. 20 et 21) est d'un maniement facile. Comme pour mon dernier modèle, il n'est pas nécessaire, dans les différentes manœuvres qu'on imprime au tube hystéroscopique ou dans le nettoyage, de démonter l'appareil. On peut tourner le tube en tous sens, sans que l'orifice central de la glace perde ses rapports avec l'axe du tube hystéroscopique, et, par conséquent, sans que les rayons lumineux subissent une déviation quelconque dans leur direction. En relevant la glace, on démasque le pavillon du tube, et l'on peut procéder à un nettoyage commodément.

La puissance éclairante de l'appareil est très grande, supérieure à celle de tous les autres ; mais il donne lieu à une grande déperdition de lumière, si bien qu'il ne trouve ses indications que lorsqu'on emploie un tube large, capable de recueillir beaucoup de rayons lumineux. Il devient presque indispensable, lorsqu'on se sert d'un tube très long, à l'extrémité duquel on veut faire parvenir une grande quantité de lumière.

Pour terminer, voici comment on doit procéder pour l'examen hystéroscopique avec le dernier modèle, celui représenté à la figure 22 et 23.

La malade étant préparée et placée dans la position dorso-sacrée, on suspend le photophore au pavillon du tube hystéroscopique et on introduit ce dernier, muni de son mandrin, jusqu'au fond de la cavité utérine, le photophore se trouvant placé latéralement. Après avoir retiré le mandrin, on desserre la vis qui règle la hauteur du photophore, et on le fixe dans une position telle que la lampe corresponde à la moitié inférieure de l'orifice du tube. Cela fait, on actionne la pile, et l'on procède à l'observation suivant les règles que nous avons exposées à propos de la technique générale.

S'il est nécessaire — comme c'est la règle au cours d'un examen, — de donner une orientation différente au biseau qui termine

5

le tube au fond de l'utérus, autrement dit, s'il est nécessaire de faire tourner le tube sur son axe, le mouvement de rotation peut s'opérer sans qu'il soit besoin de démonter le photophore. Le photophore, fixé au tube, tourne en même temps que celui-ci et vient se placer en haut, en bas ou latéralement, voilà tout.

Un nettoyage avec des tampons est-il indispensable? veut-on procéder à une irrigation? sans retirer le tube, on démasque son pavillon en renversant le photophore en dehors à la manière d'un volet. Le pavillon et l'orifice extérieur du tube hystéroscopique se trouvent libres, tout comme lorsqu'on emploie le miroir frontal. On peut tamponner, irriguer, etc., sans crainte de souiller la glace du photophore et sans que celui-ci apporte la moindre gêne à ces manœuvres. Le nettoyage terminé, on rabat le photophore contre l'ouverture du pavillon, sans avoir à se préoccuper de la position qu'il prendra, puisqu'il a été réglé dès l'abord de façon à correspondre toujours à la demi-section inférieure du tube hystéroscopique. Cette manœuvre peut être opérée autant de fois qu'il est nécessaire, sans aucune perte de temps pour l'opérateur.

Lorsqu'on se sert d'un tube hystéroscopique, tous les photophores peuvent à la rigueur être utilisés pour l'observation, surtout si ce tube est de très fort calibre; ils fonctionnent alors comme une lampe quelconque dont on dirige aisément les rayons lumineux au travers d'une grande ouverture.

Quand on se sert, au contraire, du petit spéculum bivalve (Fig. 7), il est indispensable, pour éclairer la cavité utérine, de se servir d'un photophore à manche, et celui qui me paraît de beaucoup supérieur à tous les autres est l'appareil de Leiter. Il n'existe alors aucun pavillon, en effet, sur lequel on puisse adapter un photophore dans le genre de notre dernier modèle; de plus, presque tout le spéculum disparaît dans la cavité cervico-utérine, c'est donc en se maintenant à une certaine distance de l'orifice du tube qu'on peut procéder à l'examen, et en se servant d'un miroir réflecteur à forte lumière.

Je n'ai rien à ajouter relativement à la manœuvre de l'appareil, au nettoyage de la cavité utérine, aux évolutions du tube hystéroscopique, etc.; car les manœuvres vis-à-vis de l'utérus sont identiques quel que soit l'instrument employé.

A la rigueur, j'aurais pu me borner à exposer
la technique de mon dernier modèle, puisqu'enfin
de compte il répond à toutes les indications
courantes de la pratique. Cependant, comme
les praticiens ont actuellement entre les mains
d'autres appareils qu'ils seront, sans doute,
désireux d'utiliser pour l'examen de l'utérus,
j'ai cru bon d'indiquer en peu de mots le
maniement de ceux de ces appareils susceptibles d'être utilement employés en hystéroscopie.

Nettoyage de la cavité utérine.

En principe, il est toujours bon, ne fût-ce
qu'à titre de précaution antiseptique, de procéder au nettoyage de la cavité utérine avant
d'en entreprendre l'examen, pour la débarrasser
du pus, du sang, des caillots ou autres impuretés qui peuvent s'y trouver accumulées.

Pour ce nettoyage, on peut recourir à l'irrigation ou bien au tamponnement. Nous exposerons brièvement les deux procédés.

Irrigation. — L'irrigation intra-utérine n'est
pas seulement utile avant tout examen ; elle

peut encore devenir nécessaire au cours de
cet examen, soit pour balayer des impuretés
encore adhérentes à la paroi utérine, soit pour
tarir momentanément un saignement qui gêne
l'inspection.

Le nettoyage de l'endomètre par l'irrigation
est rendu d'autant plus facile que l'utérus a
été largement dilaté par le laminaire. Il suffit
d'irriguer pendant quelques instants, avec
une solution antiseptique faible, à l'aide d'une
canule en verre ou de tout autre instrument
approprié à cet usage.

Avant de pratiquer l'examen sur un utérus
qui saigne facilement, on se trouvera bien d'y
injecter une solution légèrement astringen e.

Tamponnement. — Par ce terme, nous com-
prenons le nettoyage de la cavité utérine au
moyen de tampons d'ouate, et aussi la compression momentanément exercée sur un point
de l'endomètre pour arrêter un saignement qui
gêne l'observation.

Nous insisterons un peu sur la pratique
du tamponnement, car elle renferme tout le
secret de l'hystéroscopie. Bien fait, le tamponnement permettra toujours et dans n'im-

porte quel cas, de pratiquer un examen complet de la cavité utérine.

Voici comment on doit procéder : La cavité une fois bien irriguée, on introduit doucement l'hystéroscope et on pratique l'examen comme nous l'avons dit plus haut. Si une impureté quelconque vient se présenter dans la lumière du tube, on éponge avec un tampon d'ouate monté sur le porte-tampon. Si l'impureté adhère fortement à la paroi utérine, on frictionne ce point par torsion du porte-tampon. Il est nécessaire de mettre beaucoup de douceur dans cette petite opération pour ne pas faire saigner la muqueuse utérine, friable surtout dans certains cas pathologiques.

Je dois insister sur le nombre considérable de tampons qu'il faut avoir à sa portée pour nettoyer, dans certains cas difficiles, les différents points de la cavité utérine à examiner. J'insiste d'autant plus volontiers sur ce point, que j'ai vu quelquefois des débutants abandonner l'examen faute d'une persévérance suffisante. Il faut donc avoir dix ou douze porte-tampons tout montés à proximité, et un aide tout prêt à les recharger à mesure qu'on les emploie. De cette façon, on parvient à voir parfaitement tout ce que l'on veut observer.

Si, malgré toute la persévérance voulue, on n'arrivait pas à un nettoyage suffisant, il faudrait retirer le tube endoscopique et procéder à une seconde irrigation, après laquelle on reprendrait l'examen comme il a été dit.

Pour faciliter le nettoyage de la cavité utérine avec les tampons, nous conseillons de recourir à ce qu'on peut appeler l'isolement par portions de la paroi, manœuvre que nous décrirons plus complètement à propos de l'hémorragie. Au lieu de chercher à embrasser simultanément les deux faces de l'utérus dans la lumière de l'hystéroscope, on utilise la forme en biseau de l'extrémité profonde de l'instrument, en l'appliquant contre la paroi utérine de façon à isoler ainsi une portion de cette paroi. Voici comment on peut arriver à ce résultat : On attire en avant et en haut, à l'aide d'une pince, la lèvre antérieure du col, pendant que le tube endoscopique est orienté de manière à présenter son orifice biseauté à la paroi postérieure de l'organe. On le fixe sur ce point, en exerçant une certaine pression sur le tube, et l'on nettoie alors tout à son aise avec des tampons. La même manœuvre, pratiquée en sens inverse, permet d'observer les différentes portions de la paroi antérieure.

Des difficultés de l'Hystéroscopie.

Il s'en faut de beaucoup que l'observation de la cavité utérine soit aussi aisée que semblerait le faire croire la description que je viens d'en donner. Sans doute, dans certaines conditions rares, il suffira d'essuyer çà et là l'endomètre avec un tampon pour en faciliter l'observation ; mais, dans la grande majorité des cas, de nombreuses difficultés se présentent et, je l'ai déjà dit, tout le secret d'une bonne observation consiste précisément à savoir les vaincre ou les tourner.

Parmi ces difficultés, les unes sont inhérentes à l'état physiologique de l'organe ; les autres, beaucoup plus nombreuses, dépendent de la lésion utérine pour laquelle l'hystéroscopie est rendue nécessaire.

Nous pouvons grouper ces difficultés de la façon suivante, tout en faisant observer que plusieurs à la fois — c'est même le cas habituel, — peuvent se combiner au cours de l'examen :

1° Douleur ;

2° Contraction utérine ;

3° Cavité utérine trop spacieuse ;

4° Cavité utérine trop étroite ou déviée ;

5° Obstacle qui empêche la progression du tube hystéroscopique ;

6° Impuretés ;

7° Hémorrhagie.

1° *Douleur.* — L'exploration intra-utérine est, en général, peu douloureuse, pourvu que les manœuvres soient exécutées avec douceur; c'est surtout la traction opérée par la pince immobilisant le col, qui incommode les malades. J'ai déjà dit que la cocaïnisation de l'utérus permettait de pratiquer l'examen dans de bonnes conditions.

Si, par extraordinaire (et le cas, sans doute, peut se présenter) la douleur devenait une cause d'impossibilité absolue pour l'examen, il faudrait avoir recours à l'anesthésie générale. On pourra du reste, utiliser l'anesthésie à deux fins, en pratiquant l'intervention thérapeutique, s'il y a lieu, immédiatement après l'examen hystéroscopique.

2° *Contractions utérines.* — Il peut arriver qu'en cherchant à pénétrer dans la cavité utérine, on se trouve arrêté au niveau de l'isthme de l'utérus, soit que le canal ait été insuffisamment dilaté, soit qu'une contraction spasmodique vienne s'opposer à la progression de l'instrument. Dans le premier cas, on doit laisser le tube avec lequel on opère, pour en prendre un autre moins large, mieux en rapport avec le degré de dilatation déjà obtenu; rien n'empêchera, dans la suite, de pousser plus loin la dilatation en vue d'un nouvel examen. Pour ce qui est des contractions spasmodiques, il suffit d'attendre quelques instants pour les voir se dissiper d'elles-mêmes, et permettre la progression de l'instrument jusqu'au fond de la cavité.

3° *Cavité utérine trop spacieuse.* — Au premier abord il semble qu'une cavité utérine très large devrait plutôt faciliter l'observation. C'est une erreur, car pour la parcourir tout entière, il est nécessaire de faire subir au tube des déviations latérales très fortes et qui parfois sont encore insuffisantes pour faire embrasser l'endomètre dans toute son étendue.

Cette condition se présente soit après l'accouchement ou après l'avortement, à une période avancée, soit dans certains cas de corps fibreux avec métrite et dilatation du canal utérin.

Pour l'hystéroscopie après l'avortement et l'accouchement, on doit choisir un tube de très fort calibre, lequel peut être introduit facilement dans la cavité utérine, grâce à la dilatation et à la souplesse, normales dans ces conditions, du col utérin.

Lorsqu'il s'agira de corps fibreux, il sera nécessaire d'avoir recours à la dilatation artificielle du col et de la pousser très loin, de façon à pouvoir introduire dans la cavité utérine un tube très large.

En somme, une cavité utérine très dilatée demande, pour l'examen hystéroscopique, un tube de très fort calibre. Voilà la formule.

Il existe un autre moyen d'arriver au résultat désiré. C'est d'employer le petit spéculum à deux valves, que j'ai inventé à cet effet, mais en se servant d'un modèle dont la longueur soit *à peu près* proportionnée à la longueur du canal utérin.

Pour montrer à quel point il est nécessaire de se conformer à ces indications, nous citerons un fait curieux qui s'est passé sous nos yeux. En examinant un utérus, à la suite d'un avortement de cinq mois, avec un tube du calibre du doigt, on déclare qu'il est vide. L'examen est répété avec un tube de fort calibre; il fait découvrir le placenta entier avec ses membranes encore adhérentes à la paroi utérine.

A° Cavité utérine très étroite ou déviée. — Il est facile de comprendre qu'en cas de déviation, le tube hystéroscopique, qui est rectiligne, ne pourrait servir qu'à observer la portion du canal utérin située au-dessous de la déviation. De même, on conçoit aisément qu'un canal non dilaté ou insuffisamment dilaté ne permet pas à l'instrument d'évoluer facilement, de subir les déviations latérales nécessaires pour un bon examen. Cependant l'étroitesse du canal, pourvu qu'un tube puisse le parcourir de haut en bas, permet toujours de pratiquer un examen assez satisfaisant, car dans ces conditions les parois antérieures et postérieures de l'utérus, ainsi qu'une partie du fond, se démasquent dans une étendue suffisante, au moins pour un examen sommaire.

Si nous insistons un peu sur ce point, c'est que, dans certains cas, on se trouve pour ainsi dire forcé de procéder à un examen, avant d'avoir fait subir une préparation quelconque à la malade. Mais la dilatation du canal est toujours indiquée, pour compléter ultérieurement l'examen, si celui-ci a été entrepris une première fois dans des conditions désavantageuses.

En résumé, il faut dilater un canal étroit et en redresser la courbure, si elle existe, avant de procéder à l'examen hystéroscopique.

5° *Obstacle opposé à la progression du tube.* — Sous cette même rubrique, nous aurions pu classer l'étroitesse du canal et la déviation, mais nous avons préféré les reléguer à part, à cause de la signification clinique qui se rattache à l'obstacle réel que le tube hystéroscopique est susceptible de rencontrer dans la cavité utérine.

L'utérus, qu'il soit étroit ou, comme c'est presque toujours le cas, qu'il soit dilaté, peut présenter un obstacle qui empêche la progression du tube hystéroscopique. Cet obstacle peut être formé par une tumeur, par le placenta, par des caillots, par un corps étranger ou encore par des parties sphacélées de la muqueuse uté-

rine. Loin de constituer une difficulté dans le
diagnostic hystéroscopique, l'obstacle, au contraire, facilite son établissement. Aussitôt que
le tube est arrêté, il suffit de regarder pour
voir le corps du délit, souvent même pour en
reconnaître la nature. C'est ainsi que nous
avons eu l'occasion de faire les diagnostics les
plus variés : un placenta anormalement inséré,
une grosse éponge remplissant presque toute
la cavité utérine ; des carcinomes utérins, etc.
Mais dans d'autres cas, un diagnostic n'est pas
facile à première vue.

Quoi qu'il en soit, il faut toujours — la présence du placenta ou d'un corps étranger mise
à part — chercher à tourner l'obstacle, en passant entre celui-ci et la paroi de l'utérus, pour
recueillir le plus de renseignements qu'il est
possible sur ses rapports avec la cavité utérine.
C'est ainsi que, dans un cas, nous avons pu reconnaître le point d'implantation d'un petit polype
fibreux et le volume de son pédicule. Mais il
faut bien avouer que c'est là l'exception, car,
trop souvent, l'obstacle qui s'oppose à la progression du tube remplit en même temps toute
la cavité de l'utérus dont les parois se resser-
rent sur lui.

Mais en tous cas, nous le répétons, un obstacle dans la cavité utérine n'empêche nullement un diagnostic hystéroscopique; au contraire, il permet de se prononcer souvent sur la nature de la lésion, bien qu'on ne puisse généralement en préciser les détails.

6° *Impuretés.* — Les impuretés susceptibles de couvrir le champ d'observation et de mettre obstacle à l'examen, proviennent toutes de la paroi utérine. Les unes sont représentées par des sécrétions normales ou pathologiques de la cavité, d'autres par des débris provenant de l'endomètre ou de quelque production anormale de la muqueuse utérine, enfin par le sang. A part le saignement, toutes les impuretés sont faciles à nettoyer et ne sauraient constituer un obstacle sérieux à l'examen. L'irrigation et le tamponnement suffisent amplement pour débarrasser la cavité utérine aussi bien que le tube de l'hystéroscope, des mucosités, du pus ou des débris de l'endomètre. Il n'en est plus de même du saignement, pour lequel des manœuvres presque spéciales sont nécessaires.

7° *Saignement de la cavité utérine.* — La maladie pour laquelle on pratique l'examen hystéroscopique peut être d'essence hémorrhagipare, et dans ce cas, on est d'avance prévenu de la possibilité de l'accident pendant l'hystéroscopie. Mais le saignement peut aussi survenir au cours de l'examen, du fait de la congestion intense de l'endomètre ou de sa friabilité, et être provoqué par les manœuvres hystéroscopiques. Quoi qu'il en soit, la façon de le combattre est la même dans l'un et l'autre cas.

On peut commencer par administrer à la malade une injection intra-utérine astringente, ou bien toucher l'endomètre, à l'aide d'un tampon, avec une solution à 1/10 d'antipyrine, ou encore, dans le cas où la muqueuse saigne médiocrement, se contenter de l'emploi de la cocaïne, qui remplit ainsi une double indication : l'insensibilisation de l'endomètre et l'hémostase. Nous avons employé, dans quelques cas, le perchlorure de fer en solution, sans en tirer des résultats bien satisfaisants.

L'irrigation hémostatique doit précéder tout examen hystéroscopique dans les cas de maladie hémorrhagipare de l'utérus. On peut encore y recourir si, au cours de l'examen, un saignement trop abondant mettait l'observateur dans l'impossibilité de pratiquer un examen satisfaisant.

Au cours de l'examen de la cavité utérine, ce saignement doit être combattu principalement par le tamponnement. Mais, pour que ce tamponnement puisse être efficace, il est nécessaire d'isoler successivement dans la lumière de l'orifice du tube hystéroscopique des portions de la paroi utérine sur lesquelles les tampons puissent agir efficacement.

A cet effet, on commencera par appliquer l'extrémité du tube hystéroscopique sur le fond de la cavité utérine en le déprimant légèrement. Une surface de l'endomètre ayant la grandeur de la lumière du tube vient, pour ainsi dire, faire hernie à travers cette lumière. Si ce point saigne, on essuie avec le tampon, à l'aide duquel, si c'est nécessaire, on exerce pendant quelques secondes un peu de compression. Le saignement finit par s'arrêter, et l'observation est rendue aisée. Pour examiner d'autres points du fond de l'utérus la manœuvre est la même, après avoir donné l'inclinaison voulue au tube hystéroscopique.

En ce qui concerne les parois de la cavité utérine, on doit procéder comme il a été dit plus haut (p. 103). Pendant qu'on exerce une traction sur le col de l'utérus à l'aide de la pince, on pose l'extrémité du tube sur un point de la face utérine à examiner. Grâce à la forme en biseau du tube hystéroscopique, la partie correspondante de l'endomètre se trouve isolée du reste de la cavité utérine ; on peut facilement la tamponner, la nettoyer et l'observer.

Si le simple tamponnement ou la légère compression momentanée ne suffisaient pas, on pourrait toucher le point isolé avec une solution astringente.

En procédant par petites portions à cet examen, on arrive, malgré le saignement et grâce à l'isolement, à parcourir successivement toute l'étendue de l'endomètre, sauf les angles de l'utérus.

On comprend l'avantage de cette manière de procéder. En effet, dans le cas heureux où l'on observe à la fois les deux parois de l'utérus qui viennent, comme nous l'avons dit, faire saillie dans le tube endoscopique, il reste toujours à la partie supérieure, entre ces deux parois, une fente grâce à laquelle du sang ou du pus provenant des autres parties de la cavité utérine peut envahir l'hystéroscope. Dans ces conditions, on le conçoit, quelle que soit la répétition du tamponnement, on n'arrive pas à reconnaître d'une façon satisfaisante la source de l'écoulement.

Si l'hémorrhagie persiste malgré tout, on suspendra l'examen hystéroscopique pour refaire une nouvelle irrigation styptique, et examiner à nouveau.

Choix de l'Instrument en Clinique.

A. Photophores.

J'ai longuement décrit les appareils hystéroscopiques tels qu'ils ont été, par nous, expérimentés à l'Hôtel-Dieu. Il me reste à faire ressortir quels sont leurs avantages ou leurs inconvénients respectifs, afin qu'on puisse, en toute connaissance de cause, choisir dans chaque cas l'instrument à la fois le plus simple et le plus pratique. Il y a un autre avantage à insister sur ce point : le médecin qui possède déjà un appareil endoscopique

quelconque pourra souvent l'adapter en vue
de l'hystéroscopie, s'il connaît d'avance le
parti qu'il peut en tirer.

L'électroscope de Leiter laisse libre tout le
champ d'observation, puisque le tube n'est
pas masqué par l'appareil d'éclairage ; de
plus, grâce à sa lentille, il a l'avantage de
grossir légèrement les objets. Mais il a deux
grands inconvénients. D'abord, non seulement
son intensité lumineuse diminue d'autant plus
que le but visé est plus éloigné, mais encore,
quand ils sont au-delà du foyer de la lentille,
les objets deviennent vagues; on est obligé de
supprimer la lentille, et, dès lors, ses avantages disparaissent. Il en sera ainsi, par
exemple, dans les cavités utérines à grand
diamètre, etc.

En second lieu, pour les utérus qui saignent
et sont remplis d'impuretés, il est à peu près
impossible, sans démonter l'instrument, d'arriver à nettoyer la cavité utérine. Si l'on essaie
ce nettoyage sans retirer le photophore, les
impuretés tombent dans l'auge, salissent la
lampe et interceptent la lumière.

Bien que cet instrument soit avantageusement construit au point de vue du rechange

de la lampe (qui est mobile et indépendante), bien qu'il grossisse les objets et soit très commode pour l'observation, son emploi me paraît réservé pour les utérus qui ne saignent pas et dont le diamètre vertical n'est pas très augmenté. Il serait assez indiqué, par exemple, dans les cas de métrite blennorrhagique, de métrite atrophique des vieilles femmes, et d'autres du même genre. Il est vrai que, dans ces cas, les résultats cliniques fournis par l'hystéroscopie sont presque entièrement négatifs, mais il n'est pas moins intéressant de les recueillir.

L'électroscope de Casper, employé avec les modifications que j'y ai apportées en vue de l'examen intra-utérin, est un excellent instrument. Grâce à la proximité de la lumière, placée juste à l'entrée du tube endoscopique, grâce à la teinte noire de la face interne du cylindre, il n'y a aucune diffusion ni déperdition de lumière. La partie éclairée de l'utérus est embrassée dans sa totalité par les rayons visuels, bien que l'on n'observe que par la moitié supérieure de l'anneau, la moitié inférieure en étant masquée par l'appareil éclaireur.

Mais les tubes hystéroscopiques qu'on peut adapter au photophore ne peuvent jamais être de fort calibre, à cause des dimensions de l'armature annulaire. C'est là un premier désavantage que j'ai pu supprimer dans les modifications que j'ai apportées à l'instrument.

Mais c'est surtout dans le nettoyage du tube endoscopique et de la cavité utérine que l'instrument présente quelques défectuosités. En effet, pour procéder au nettoyage, on doit renverser l'appareil éclaireur en portant le manche en haut, de façon à rendre inférieure la partie supérieure de l'anneau, ce qui permet d'y introduire le tampon. On peut par ce moyen nettoyer, suivant les règles posées, la cavité utérine sans démonter l'instrument. Malgré cette manœuvre, les impuretés salissent souvent la fenêtre du prisme au moment du retrait du tampon ; elles la salissent bien davantage si on ne prend pas la peine de renverser l'instrument. Le seul moyen d'éviter cet inconvénient, c'est de démonter l'appareil, d'où un certain temps perdu, pendant lequel l'utérus peut se remettre à saigner.

Un autre inconvénient tenait à la disposition de la lampe qui était fixe. De là, lorsqu'un courant électrique trop intense amenait la combustion du fil, la nécessité de remettre l'examen à une autre séance, et de renvoyer l'instrument chez le constructeur. Cet inconvénient n'existe plus depuis que j'ai fait adapter des lampes mobiles.

Les hystéroscopes à photophore indépendant offrent sur ceux à photophore fixe l'immense avantage, on l'a vu, de permettre le nettoyage de l'utérus et du tube endoscopique, sans qu'on ait à se préoccuper de l'appareil éclaireur, qui reste posé sur le front, écarté du champ opératoire. Leurs seuls inconvénients proviennent de la difficulté de diriger exactement les rayons lumineux suivant l'axe du tube endoscopique, et aussi dans la distance plus ou moins grande qui, forcément, sépare le foyer lumineux du pavillon de l'hystéroscope. En effet, l'observateur est obligé de se tenir à une certaine distance de la vulve, et les oscillations imprimées à la tête font dévier quelque peu les rayons lumineux.

Le photophore frontal est donc indiqué surtout pour les utérus remplis d'impuretés, de sang, de pus, et qui nécessitent à chaque instant le nettoyage du point observé et du tube endoscopique. On peut encore l'employer avec

avantage lorsque le tube hystéroscopique introduit dans la cavité utérine est d'un très fort
calibre. Dans ces conditions, la déperdition de
la lumière n'empêche pas l'observation.

Après l'avortement ou après l'accouchement,
l'appareil à miroir réflecteur, soit frontal, soit
rattaché au pavillon du tube, est l'instrument
de choix. En effet, tandis que la main gauche
manie le tube en le tournant en tous sens et
le faisant dévier dans la position voulue, de
l'autre main on éponge constamment le point
à observer, sans qu'il soit nécessaire d'inter-
rompre l'examen un seul instant. Malgré donc
les avantages qu'offre mon troisième modèle,
c'est aux appareils à lumière séparée que je
conseille d'avoir recours pour examiner un
utérus dont la cavité est très longue.

J'arrive enfin à mon hystéroscope à volet.
Le dernier modèle que j'ai fait construire par
Caillaud me paraît remplir toutes les conditions
et répondre à tous les cas, sous réserve des
restrictions que je viens de faire, qui, d'ailleurs, ne sont pas absolues. Si l'on ne doit
posséder qu'un seul instrument, c'est celui-là
qu'il faut préférer. Je résume ses avantages :

1° Un éclairage très rapproché de la base de l'hystéroscope permettant de projeter une lumière intense sur le point observé ;

2° La facilité la plus grande pour le nettoyage des tubes et de la cautérisation, sans être obligé de démonter l'instrument.

L'appareil éclaireur est attaché au pavillon du tube endoscopique par une articulation à charnière. Cela permet de démasquer rapidement et totalement l'orifice du tube endoscopique, de procéder à un nettoyage aussi complet et aussi prolongé qu'on le désire, sans risquer de salir le photophore, puis de rabattre ce dernier comme un volet, sans avoir à régler de nouveau la hauteur de l'éclairage.

B. *Tubes endoscopiques.*

Nous avons donné, il y a environ deux ans, dans la thèse de Cogrel, les indications générales sur l'emploi des tubes hystéroscopiques. Les perfectionnements apportés depuis à l'instrumentation ont beaucoup simplifié cet emploi.

En général, un tube large et court et un spéculum bivalve permettent d'observer une plus grande partie de la paroi utérine, en même temps que de la nettoyer plus facilement. Donc, à moins de contre-indication, c'est à eux qu'il faudrait avoir recours. Nous avons déjà vu, à propos du prolapsus, quelles sont les contre-indications à l'abaissement de l'utérus et, par conséquent, à l'emploi d'un tube court.

Si le prolapsus n'est pas possible, il faut se servir d'un tube long. Si la cavité utérine n'est pas suffisamment dilatée, c'est un instrument de petit calibre ou de calibre moyen qu'il faut employer.

Mais depuis que nous avons fait construire des photophores avec des lampes très puissantes, la question de longueur du tube devient accessoire. On peut voir à peu près aussi bien à l'extrémité d'un tube long, c'est-à-dire à une distance de 20 centimètres environ, qu'à l'extrémité d'un tube court. Il y a là un avantage incontestable, car l'emploi d'un tube long permet de pratiquer l'examen sans qu'on soit obligé d'avoir recours au prolapsus artificiel.

Avec un tube de petit calibre, on peut examiner un utérus qui n'a pas été préalablement dilaté, mais avec cette restriction de ne tenir compte que des résultats positifs fournis par cet examen. On ne parvient, en effet, à observer que la partie médiane d'un utérus non dilaté ; les évolutions latérales du tube sont à peu près impossibles.

C'est donc un tube étroit qu'il faudra choisir en cas de tumeur intra-utérine, dont le saignement empêche de procéder à une dilatation préalable. Dans ce cas, le résultat est rarement négatif, car le tube rencontre presque toujours le néoplasme dans son parcours.

Il faut se servir d'un tube de fort calibre toutes les fois qu'on peut pousser la dilatation suffisamment loin, ou que, du fait de la maladie (avortement, accouchement, etc.), le col et la cavité utérine se trouvent dans un état de dilatation convenable.

Pour les métrites hémorrhagiques, même si l'on avait obtenu une dilatation artificielle suffisante, il conviendrait de procéder à l'examen avec un tube relativement étroit. Le champ d'observation circonscrit par le biseau du tube se trouve ainsi peu étendu et permet, en cas de saignement, d'obtenir rapidement l'hémostase, condition indispensable, nous l'avons dit, pour un bon examen hystéroscopique. Toutefois, il n'y a rien d'absolu dans cette indication, et si, par un procédé quelconque, l'hémostase préalable a été faite, mieux vaut employer un tube hystéroscopique de fort calibre.

Enfin, un tube long et étroit permet toujours de parcourir plus facilement la cavité utérine en tous sens ; lorsqu'il y existe un obstacle, il est plus facile de le franchir avec un pareil tube, en passant entre cet obstacle et la paroi. Il nous est arrivé, après avoir reconnu un polype intra-utérin avec un tube hystéroscopique de fort calibre, d'arriver jusqu'à son pédicule en employant un tube de petit calibre.

Toutes ces indications seront saisies dès les premiers essais par le médecin, beaucoup mieux qu'à la suite de plus longues explications. L'apprentissage technique de l'hystéroscopie n'est ni long ni compliqué.

Supériorité de l'Hystéroscopie sur les autres modes d'exploration intra-utérine.

Nous tenons à faire ressortir les avantages de l'hystéroscopie, surtout relativement aux autres modes d'investigation clinique ayant pour but l'exploration de la cavité utérine. Or, on sait qu'il n'existait jusqu'ici pour cette exploration que deux procédés : l'hystérométrie et l'exploration digitale de l'utérus ou toucher intra-utérin.

L'hystérométrie est sans doute un excellent moyen d'investigation, mais, à part ce qu'elle nous apprend au sujet de la longueur de l'utérus, de sa direction et peut-être de certains obstacles pouvant siéger dans sa cavité, elle est incapable de nous renseigner cliniquement. Nous ne parlons pas des différents modèles d'hystéromètres construits dans le but d'apprécier la largeur de la cavité utérine et même sa capacité ; tous ces instruments peu pratiques ont été, à juste titre, repoussés par les chirurgiens. En somme, les renseignements fournis par l'hystérométrie ne sont ni nombreux ni très importants.

Quant au toucher intra-utérin, considéré par les gynécologues comme un excellent moyen pour arriver à un diagnostic précis, c'est un mode d'exploration qui doit être décidément rejeté, sauf dans quelques cas exceptionnels ; j'ajoute que, pour ces cas auxquels

je fais allusion, l'hystéroscopie lui est de beaucoup supérieure. Tout au plus ce toucher pour-
rait-il être utilisé lorsqu'on désire se rendre
compte de la consistance d'un néoplasme intra-
utérin. Et encore, même dans ce cas, l'hystéroscope peut parfaitement le suppléer. En
effet, à travers le tube hystéroscopique, on
peut introduire un instrument rigide qui permet de se renseigner sur la consistance de la
partie observée.

Nombreux sont les reproches que l'on peut
adresser à la pratique du toucher intra-utérin.
D'abord, pour introduire l'index à l'intérieur
de la cavité utérine, il est nécessaire d'obtenir
une très grande dilatation, beaucoup plus
grande que pour l'hystéroscope. Souvent, on
est obligé, pour pouvoir passer le doigt, d'employer deux ou trois laminaires réunies afin
d'amener la dilatation à un degré suffisant, ou
bien de prendre une éponge préparée, très
volumineuse, procédé d'ailleurs détestable.

Lors même qu'on a obtenu toute la dilatation
désirable, on n'arrive pas toujours à introduire
aisément l'index entier dans la cavité utérine ;
il arrive souvent que le doigt, serré au niveau
de l'isthme, n'avance qu'avec peine. De plus,

quand l'utérus est très profond, l'index le mieux approprié pour cette opération ne peut atteindre les limites de l'organe.

Encore avons-nous jusqu'ici considéré le prolapsus artificiel comme possible ; or, dans certains cas, on ne peut abaisser la matrice que modérément, ou même pas du tout. Dans ces conditions, l'index atteint à peine les limites de l'isthme, et l'exploration devient impraticable. Enfin, dans quelques autres cas, l'on ne réussit pas à introduire le doigt assez profondément dans la cavité de l'utérus malgré un bon abaissement de cet organe; par exemple chez une femme grasse, aux cuisses et à la vulve proéminentes.

D'autre part, en supposant même une introduction facile du doigt dans la cavité, chacun sait que les sensations qu'on y recueille ne sont ni bien nettes ni même toujours exactes. Parfois, l'index, serré au niveau de l'isthme, finit par s'engourdir et, de ce fait, perd la finesse de sa sensibilité.

On pourrait certes s'étendre bien davantage sur cette intéressante question et faire valoir toute la supériorité de l'hystéroscopie sur le toucher intra-utérin, mais cela nous entraîne-

rait un peu loin. Mentionnons cependant un
dernier inconvénient, peut-être le plus impor-
tant de ce toucher.

Les affections pour lesquelles il a été jusqu'à
présent utile de le pratiquer sont généralement de celles qui, par leur ensemble symptomatique grave, rappellent plus ou moins les
tumeurs malignes ou non malignes de l'utérus;
et parmi ces symptômes figure l'écoulement
sanguin. On se trouve alors obligé, pour préparer l'utérus à subir le toucher, d'entretenir la
dilatation pendant sept ou huit jours, en pleine
hémorrhagie. Pendant ce temps, tous les
symptômes s'aggravent du fait même de la
dilatation, quand il ne s'y ajoute pas des phénomènes d'infection imputables à la rétention
intra-utérine.

L'hystéroscopie peut être entreprise sans
grande dilatation préalable; mais fût-il indispensable de dilater largement la cavité utérine,
que le temps nécessaire se trouverait réduit
des deux tiers ou des trois quarts, ce qui est
un progrès considérable.

L'exploration digitale, quelles que soient les
précautions prises par l'opérateur, est une
manœuvre forcément plus brutale que l'intro-

duction de l'hystéroscope, le diamètre du tube hystéroscopique étant de beaucoup inférieur à celui de l'index. Enfin, l'antisepsie de l'instrument métallique est bien plus facile à obtenir que celle du doigt.

Un autre mode d'inspection de l'utérus, inauguré par Vulliet de Genève, consiste à dilater le canal cervico-utérin dans des proportions telles que le regard puisse pénétrer directement dans la cavité. M. Vulliet obtient cette dilatation avec de tout petits tampons antiseptiques, et regarde ensuite avec un spéculum bivalve construit, en petit, sur le même modèle que le spéculum bivalve de Trélat destiné à la dilatation de l'anus.

Nous avons essayé de faire la dilatation avec le spéculum de Vulliet pour nous rendre compte des avantages de la méthode, et pour la comparer à l'hystéroscopie. Or nous pouvons affirmer que, par ce procédé, la dilatation est non seulement difficile et longue — puisqu'il faut une vingtaine de jours pour obtenir le résultat cherché — mais encore que, toutes conditions requises une fois bien remplies, il est très difficile de voir distinctement quoi que ce soit dans l'intérieur de l'utérus, lo   l'on n'est éclairé que par la seule lumière du jour, évidemment insuffisante dans la circonstance.

Ce n'est pas tout : par suite de la courbure de ses branches, l'instrument dérape à chaque instant, glisse sur la face interne de la cavité cervicale, et s'échappe brusquement de l'orifice, au risque de déchirer les parois.

Nous avons expérimenté avec le D' Cogrel un certain nombre d'anciens instruments destinés à l'exploration de la cavité utérine, et que M. Collin fils avait mis très gracieusement à notre disposition. Nous avons pu réunir ainsi toute une collection d'instruments du même genre, et dont les premiers modèles remontaient au commencement du siècle. Nous les avons soigneusement examinés, cherchant si, par hasard, certains d'entre eux n'auraient pas offert quelque avantage utilisable. Nous avons dû les rejeter en bloc comme inutiles ou peu pratiques.

Nous croyons avoir suffisamment montré les avantages de l'hystéroscopie par opposition à l'insuffisance et aux dangers des autres modes d'exploration intra-utérine. La conviction du lecteur doit être faite à cet égard.

TROISIÈME SECTION

ÉTUDE CLINIQUE

L'hystéroscopie doit être utilisée principalement en vue du diagnostic des affections de l'utérus. On peut aussi l'employer dans un but thérapeutique pour certains cas spéciaux.

D'après les observations que nous avons pu faire jusqu'ici, on peut grouper ses applications sous cinq chefs différents; elle peut servir à :

I. — Compléter un diagnostic déjà posé.

II. — Trancher un diagnostic incertain.

III. — Acquérir des renseignements en vue du traitement.

IV. — Contrôler les résultats de certaines opérations.

V. — Pratiquer certaines opérations intra-utérines, et la biopsie.

Les résultats que fournit l'hystéroscopie peuvent être positifs ou négatifs. Positifs, ils ont évidemment une valeur absolue ; négatifs, ces résultats peuvent être encore utilisés avantageusement en vue du diagnostic, ainsi que nous le montrerons bientôt.

Nous consacrerons un chapitre spécial à chacun des cinq genres d'applications de l'hystéroscopie énumérés plus haut. Nous aurons soin d'appuyer à mesure, par des observations cliniques, l'exposé des résultats positifs ou négatifs qu'on est à même d'obtenir par cette nouvelle méthode d'exploration.

Mais avant de procéder à la description clinique proprement dite, il est bon, croyons-nous, de dire quelques mots de l'apparence de la cavité utérine, ou, plus exactement, de l'endomètre, étudié sur le cadavre à l'aide de l'hystéroscope. Cette apparence se rapproche sensiblement de celle de l'endomètre chez la femme vivante à l'état normal. Bien qu'elle diffère peu de la description qu'en donnent les anatomistes, nous avons cru néanmoins utile de résumer les résultats que nous avons obtenus dans cette étude avec le docteur Cogrel, qui a choisi l'hystéroscopie comme sujet de thèse inaugurale.

Nous transcrivons ici, avec quelques modifications, la description que nous avons donnée dans cette thèse.

Examen de la cavité utérine sur le cadavre.

A. *Cavité corporelle.* — Sur le cadavre, elle apparaît lisse, d'un gris à peine rosé dans toute son étendue, excepté toutefois autour des orifices des trompes utérines et immédiatement au-dessus de l'isthme utérin. Là, il existe parfois une zone violacée, annulaire, de quelques millimètres de hauteur. Souvent aussi, on trouve dans la cavité utérine des amas de mucus rappelant le blanc d'œuf clair et légèrement opalin.

Lorsqu'on dirige l'hystéroscope du côté des angles et que la dilatation préalable est suffisante pour l'observation, on peut voir, avec assez de netteté, les bords de l'utérus sous la forme d'une fente partant des angles supérieurs pour se terminer en bas au niveau de l'isthme.

J'ai parlé plus haut de la façon dont les parois utérines tendent à faire hernie à travers l'orifice du tube hystéroscopique. Cette tendance, marquée dans les cas pathologiques, où la muqueuse est boursouflée et vient, pour ainsi dire, se présenter d'elle-même à l'orifice de l'endoscope, l'est beaucoup moins sur le cadavre frais et à l'état normal. Ici, en effet, les deux parties de l'utérus, réunies au-dessus du tube endoscopique, se présentent plutôt sous l'aspect d'un angle dièdre que sous la forme saillante que j'ai décrite plus haut.

B. *Cavité cervicale.* — Elle apparaît dans ses détails, aussi bien selon ses faces que selon ses bords. On voit très nettement l'arbre de vie, avec ses saillies et ses dépressions, sa crête verticale ainsi que ses saillies secondaires. Sur le cadavre, sa muqueuse est un peu plus colorée que celle de la cavité corporelle, et est recouverte d'un mucus visqueux, collant, épais, masquant les tissus sous-jacents, mucus qu'on a de la peine à enlever avec des tampons de ouate.

Lorsqu'il existe des kystes dans le col (obstruction glandulaire), ils sont décelés avec la plus grande facilité par l'hystéroscope. Ils viennent faire saillie dans la lumière de l'instrument sous forme de petites tumeurs hémisphériques, de volume variable. L'éclairage de l'appareil optique, en raison de son intensité, rend souvent leurs parois transparentes et permet, jusqu'à un certain point, de juger de la nature de leur contenu.

Ces expériences cadavériques ont été répétées sur plusieurs sujets exempts d'affections utérines, et leurs résultats se rapprochent de ceux que fournit l'examen de l'utérus à l'état normal chez la femme vivante.

Nous passerons maintenant en revue les diverses applications de l'hystéroscopie, en suivant l'ordre que nous avons tracé plus haut.

Applications de l'Hystéroscopie.

1.—COMPLÉTER UN DIAGNOSTIC DÉJA POSÉ

Parmi les différentes affections gynécologiques dans lesquelles l'hystéroscopie est appelée à apporter un complément de diagnostic, nous examinerons les suivantes :

Métrites;

Tumeurs de l'utérus;

Rétention placentaire;

Cloisonnement du vagin.

Métrites.

La clinique a su distinguer, au milieu du chaos des métrites, certaines variétés présentant des symptômes fonctionnels et physiques particuliers. C'est ainsi, par exemple, qu'on a pu assigner une classe à part à la métrite blennorrhagique.

Nous avons contribué, pour notre part, après nombre de bactériologistes, à élucider la pathogénie de quelques-unes de ces métrites, et à montrer que les espèces microbiennes, à l'état isolé ou associées, ne produisaient pas indifféremment des lésions variées, mais des lésions bien déterminées, se reproduisant toujours de la même façon à l'occasion d'une infection par les mêmes microbes (Th. de Stini, 1897).

Du reste, la question de la classification des métrites est encore à l'étude. La clinique d'une part, la bactériologie de l'autre, l'ont déjà beaucoup élucidée. L'hystéroscopie vient à son tour y concourir, en décelant un certain nombre de lésions intra-utérines jusqu'ici imparfaitement connues, et nul doute que la vulgarisation de cette nouvelle méthode d'investigation clinique ne fournisse dans l'avenir d'autres résultats.

C'est surtout dans le diagnostic des métrites que l'hystéroscopie apporte un complément précieux d'informations, complément de nature à guider la thérapeutique chirurgicale.

Les lésions anatomiques que, seul, l'hystéroscope est capable de déceler, se sont mon-

trées à notre observation sous deux formes
différentes qui permettent de classer les métrites en :

1° Métrites productives ;

2° Métrites non productives.

1° Métrite productive.

Sous cette dénomination, nous avons classé
quatre ordres de lésions, auxquelles il semble,
jusqu'à présent, qu'on doive attribuer certains
symptômes fonctionnels qui leur seraient propres. Ce sont des hyperplasies de la muqueuse
utérine, édifiées aux dépens de la couche su-
perficielle de cette muqueuse, sans proliféra-
tion épithéliale à évolution maligne. Elles
apparaissent à l'hystéroscopie, tantôt sous l'apparence d'un état villeux, tantôt sous la forme
de fongosités, tantôt aussi sous la forme de
polypes muqueux.

a) État villeux. — Ce sont des végétations
filiformes, petites, ordinairement clairsemées,
plus rarement disposées par touffes ou tapissant toute la surface interne de la cavité utérine (Obs. VI, VII, IX).

Elles ont pour sièges principaux les angles supérieurs ou les deux faces de l'utérus. On les rencontre rarement au-dessous de l'orifice supérieur de l'isthme, et elles coïncident alors avec des lésions analogues développées sur d'anciens ectropions de la muqueuse endo-cervicale.

Leur forme est presque invariablement la même : un point d'implantation un peu plus volumineux que l'extrémité libre, qui est souvent pointue. Écrasées entre deux lamelles et examinées au microscope après coloration, elles se montrent formées d'un axe de tissu embryonnaire ou légèrement fibrillaire, ou encore sans structure apparente, recouvert d'une couche épithéliale. Souvent, l'axe est parcouru verticalement par un capillaire.

Cette lésion paraît répondre à la variété d'endométrite dite villeuse. En tous cas, l'hystéroscopie permet d'en établir le diagnostic.

b) Fongosités. — Il ne faudrait pas comprendre sous ce nom les véritables fongosités, ressemblant à des bourgeons charnus. Les quelques examens miscroscopiques que nous avons pratiqués par le procédé de l'écrasement,

nous ont montré que cette production endométrique était recouverte, du moins partiellement, par l'épithélium. C'est une véritable
hyperplasie de la muqueuse utérine.

À l'hystéroscope, ces fongosités apparaissent
comme des amas rappelant le frai de grenouille (Obs. V) ou le caviar frais. Elles sont
d'une coloration gris rosé (Obs. IV), plus rarement violacées, ressemblant en miniature à des
hémorrhoïdes turgescentes.

Nous n'avons jamais rencontré ces fongosités
ni dans l'isthme, ni dans le col utérin. Comme
les villosités, elles prennent naissance au niveau
des angles ou sur les faces de l'utérus.

c) *Polypes folliculaires.* — Cette lésion est
bien connue et parfaitement décrite dans les
traités classiques sous le nom de polypes muqueux ou utéro-folliculaires. L'hystéroscope
permet d'en faire l'observation sur le vivant.

Nos recherches nous ont montré que la métrite produisant des lésions polypeuses est beaucoup plus commune qu'on ne le pense généralement (Obs. VII à XVI). À ce titre, la
métrite polypeuse doit prendre rang à part
dans le groupe des métrites non blennorrha-

giques. Nous avons remarqué, en outre, que
le siège habituel des polypes est le fond de
l'utérus (Obs. IX, X, XII, XIII, XV), et que
les premiers qui apparaissent s'implantent
presque toujours sur le fond de l'endomètre, si
bien que, si l'on en rencontre ailleurs, on peut
s'attendre à en trouver dans ce lieu d'élection.

Généralement, ils ne sont pas très nombreux ; l'utérus en contient d'ordinaire de trois
à cinq. Dans certains cas cependant, ils rem-
plissent toute la cavité utérine et s'implantent
aussi bien sur les parois que sur le fond. Dans
un cas que nous avons observé tout récemment (v. Obs. XVI), il en existait même dans
la cavité cervicale. Pendant l'examen hysté-

Fio. 25 : Image hystéroscopique. — Polypes utéro-folliculaires,
faisant saillie dans la lumière du tube hystéroscopique.

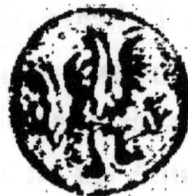

roscopique, ils venaient par amas faire saillie
dans la lumière du tube hystéroscopique.

Grâce à l'hystéroscope, il est très facile d'en enlever un ou plusieurs pour les soumettre à l'examen. Il suffit, à cet effet, d'imprimer quelques mouvements de rotation au tube pour les détacher de la paroi, ou bien de les saisir avec une longue pince et de les arracher.

Nous n'avons rien à dire relativement à la structure des polypes muqueux. La question est connue dans tous ses détails. Nous insisterons seulement sur leur fréquence relativement aux autres métrites polypeuses.

d) Productions kystiques. — Nous rangeons encore dans la métrite productive la formation de kystes aux dépens de l'endomètre, quoique la pathogénie de cette lésion ne permette pas de la considérer comme une néoformation, mais bien comme l'effet d'un processus d'ordre mécanique. De ces kystes, en effet, les uns résultent de l'obstruction des glandes utérines, et les autres sont consécutifs à un processus de sclérose; dans l'un comme dans l'autre cas, il s'agirait de kystes par rétention. C'est donc pour composer un groupe purement clinique que nous rangeons les kystes dans la métrite productive.

Quoi qu'il en soit, on voit, à l'hystéroscope, les kystes apparaître sur l'endomètre enflammé comme des grains saillants, qu'un faible éclairage rend plus ou moins transparents. Ces kystes sont plus fréquents et plus volumineux dans la cavité cervicale (Obs. XIII) que dans la cavité utérine (Obs. II), où ils sont rares. Il est même fort curieux de voir, dans certains cas, la sclérose kystique du col donner lieu à la formation de centaines de ces kystes, alors que dans la cavité utérine on en rencontre à peine quelques-uns. L'explication de ce fait est facile à donner, mais nous écarterait de notre sujet.

L'hystéroscopie nous a permis d'établir un point de clinique qui ne manque pas d'intérêt et qui, en tous cas, constitue une importante indication relativement à la thérapeutique des métrites. Toutes les fois qu'il existe dans la cavité d'un utérus atteint de métrite des productions villeuses, fongueuses ou polypeuses, en un mot, toutes les fois que la métrite répond à la variété « productive », le saignement de l'endomètre ne fait pas défaut. Les hémorrhagies répétées dans les métrites sont connexes aux productions de l'endomètre.

Au point de vue de la thérapeutique des
métrites, on conçoit fort bien que la variété
productive est exclusivement justiciable du
curettage.

Les lésions de la métrite productive que nous
venons de passer en revue sont connues et
décrites dans les traités classiques comme des
altérations anatomo-pathologiques de l'endomètre. L'hystéroscopie nous permet d'en faire
l'étude sur le vivant, en même temps que de
les réunir dans un groupe à part, correspondant à des symptômes qui autorisent la con-
ception d'une forme clinique spéciale.

2° MÉTRITES NON PRODUCTIVES.

L'endomètre apparaît tantôt d'un blanc mat
ou à peine rosé, tantôt congestionné dans toute
son étendue, d'un rouge éclatant ou d'un rouge
sombre (Obs. I, II, III). Parfois, l'intensité de
la congestion est telle que la muqueuse se
montre violacée sur plusieurs points, ou bien
tachée de suffusions sanguines qu'on peut aisément reconnaître avec l'hystéroscope. Pâle ou
congestionnée, la muqueuse, dans cette variété,
ne présente nulle part de production végé-

tante. Elle apparaît lisse et polie, parfois à peine grenue lorsqu'il y a congestion. Dans ce dernier cas, la muqueuse vient faire hernie à travers l'orifice du tube, et son aspect permet de supposer qu'il existe un réel épaississement de l'endomètre. Au contraire, lorsqu'elle est pâle, elle reste parfaitement accolée à la paroi musculaire et n'a aucune tendance à faire hernie dans la lumière de l'instrument.

Dans la métrite blennorrhagique à résolution chronique, la muqueuse de l'utérus est pâle et non épaissie. Jusqu'à présent, la constatation de cet état ne nous a pas paru souffrir d'exception. Mais, sur ce point, d'autres recherches sont encore nécessaires, lesquelles, sans doute, feront connaître d'autres détails cliniques intéressants.

On comprend fort bien que la métrite non productive peut être justiciable d'une indication autre que le curettage. Et, de fait, depuis que l'hystéroscope nous a permis de reconnaître l'absence de lésions productives, nous nous sommes bornés, dans ces cas, à instituer un traitement par des instillations ou des attouchements intra-utérins, traitement

7

qui, combiné avec la dilatation, nous a toujours fourni d'excellents résultats.

Nous avons rencontré, dans quelques cas de métrite cliniquement avérée, des lésions endométriques sur la nature desquelles il est difficile de se prononcer, et que nous nous contenterons d'enregistrer sans beaucoup de commentaires.

Dans ces cas, il existe sur l'une ou l'autre des parois utérines une surface grisâtre, fomenteuse et dépouillée d'épithélium. Cette surface est limitée par un contour assez régulier et apparaît comme une plaque grise, saillante sur un fond rouge qui représente l'endomètre congestionné. Est-ce là une lésion de métrite, une sorte de sphacèle superficiel de la muqueuse? ou bien cette plaque ne se rapporterait-elle pas à une lésion consécutive à un avortement? Parmi nos malades, l'une d'elles avait avoué un avortement datant d'un mois. Dans les trois ou quatre autres cas qu'il nous a été donné d'étudier, ce renseignement a fait défaut. Dans une observation que nous rapportons plus loin, il s'agissait d'une femme âgée, chez laquelle la plaque faisait une telle saillie que nous avons pu songer un instant à la possibilité du cancer.

Dans un cas, resté unique jusqu'ici, nous avons vu la face interne de l'utérus garnie de saillies grisâtres, du volume d'une tête d'épingle environ. Il s'agissait là d'une lésion ressemblant tout à fait à de la tuberculose miliaire. La femme était relativement jeune (v. Obs. XVII) et ses antécédents héréditaires étaient entachés de tuberculose. Le curettage fut pratiqué et, avec le produit du raclage, nous avons inoculé deux cobayes, l'un dans le tissu cellulaire et l'autre dans le péritoine. L'autopsie des deux animaux ne révéla aucune lésion attribuable à la tuberculose, non plus qu'à une autre infection. L'affection utérine était-elle de nature tuberculeuse? L'inoculation a répondu par la négative; l'examen microscopique n'a pu être fait.

Voici, en tous cas, comment se présentait la lésion à l'examen hystéroscopique. Sur un fond uniformément rouge, on trouvait les saillies grisâtres, constellant toute la face interne de l'endomètre, sauf le fond. Chacune d'elles était arrondie, et faisait une saillie à peine un peu plus surélevée que la surface de l'endomètre. Un grand nombre d'entre elles étaient entourées d'un cercle violacé, sorte d'auréole

congestive, plus foncée que le fond rouge de
la muqueuse. Elles étaient distantes les unes
des autres et séparées par des intervalles
variant de 3 à 4 millimètres.

Chacune de ces granulations paraissait
opaque, et, par un fort éclairage (la lampe à
blanc), on pouvait s'assurer qu'il ne s'agissait
pas d'une lésion kystique. D'ailleurs, après
le raclage, nous avons pu nous assurer que
c'étaient bien des granulations solides. Nous
le répétons, on ne pouvait mieux les comparer qu'à une éruption tuberculeuse du péritoine. La cavité cervicale et une partie de
l'isthme n'en présentent aucune trace.

L'endomètre ne semblait pas épaissi.

Nous avons aussi rencontré des lésions de
métrite post-partum ou post-puerpérale, mais
elles trouveront leur place dans un chapitre à
part.

En résumé, les lésions que nous venons de
passer en revue permettent de compléter avantageusement le diagnostic de la métrite, et de
tirer des indications thérapeutiques ration-
nelles, basées sur la nature de la lésion à
attaquer plutôt que sur la symptomatologie.

Tumeurs de l'Utérus.

L'hystéroscopie est appelée à rendre de très grands services dans le diagnostic et le traitement des tumeurs de l'utérus faisant saillie dans la cavité. Les quelques observations que nous publions sont très démonstratives à cet égard.

a) *Corps fibreux.* — L'hystéroscopie doit être utilisée soit pour établir le diagnostic, soit pour le compléter, soit enfin pour contrôler les résultats de l'intervention opératoire.

L'Observation XXIII montre qu'il est des cas où l'hystéroscopie, à l'exclusion de tous les modes d'investigation clinique, permet seule de poser un diagnostic certain.

En effet, lorsqu'il existe des symptômes de métrite hémorrhagique accompagnant un corps fibreux sessile, faisant à peine saillie dans la cavité utérine, la vue seule permet de reconnaître la tumeur. Celle-ci apparaît sous la forme hémisphérique, recouverte par l'endomètre ; ce dernier prend, à sa surface, une coloration d'un blanc mat ou à peine rosé,

tranchant sur le reste de la muqueuse, qui est
congestionnée et qui présente les lésions de
la métrite. Dans d'autres cas, comme dans
l'Observation XXIV, la muqueuse qui tapissait
la tumeur était d'un rouge violacé et recouverte de productions fongueuses.

En présence de polypes fibreux petits, ne
sortant pas à travers la cavité cervicale, ou
que le doigt ne peut atteindre dans les conditions ordinaires, l'hystéroscopie fournit des
résultats positifs. Nous avons pu reconnaître,
dans un cas de ce genre, un polype du
volume d'une noisette, pédiculé, attaché au
fond de la cavité utérine, et accompagné d'un
petit fibrome interstitiel implanté sur la paroi
postérieure de l'organe, non loin du col. Sans
doute, en pareil cas, l'hystéromètre rend de
grands services en vue du diagnostic, mais
forcément ses résultats sont moins certains
que ceux fournis par l'hystéroscope.

Lorsque les dimensions du polype fibreux le
permettent, on peut étudier les attaches du
pédicule et recueillir en même temps des renseignements utiles sur l'état de la muqueuse
utérine. Les Observations XXII et XXIV
répondent à cette catégorie de faits.

Sans doute, l'utilité de l'hystéroscopie n'est pas absolue en pareil cas, mais elle n'en contribue pas moins à compléter le diagnostic; de plus, elle pourrait, par les renseignements qu'elle fournit sur le volume du pédicule, engager le chirurgien à l'attaquer par la torsion, par exemple. Enfin, le complément que l'hystéroscopie apporte au diagnostic (en révélant, par exemple, un autre polype à côté de la tumeur principale) permet de faire une opération complète, en enlevant aussi la petite tumeur, qui, sans cela, eût passé inaperçue.

L'hystéroscopie peut être avantageusement utilisée aussi pour établir le diagnostic différentiel des corps fibreux intra-utérins d'avec l'épithélioma, ou bien pour contrôler les résultats de l'intervention chirurgicale. La lecture des Observations XXII et XXVI est édifiante à cet égard. Mais comme nous n'étudions en ce moment que les circonstances dans lesquelles l'hystéroscope sert à compléter le diagnostic, nous renvoyons pour plus de détails au chapitre suivant.

Dans un chapitre spécial nous ferons valoir l'importance de l'hystéroscopie dans le diagnostic du carcinome de l'utérus au début.

» *Épithélioma de l'utérus.* — Nous ne rapportons qu'une seule observation, dans laquelle l'hystéroscope a servi à compléter le diagnostic d'un épithélioma qui paraissait localisé au col utérin. Le cas est bien fait pour montrer le service que peut rendre en clinique la pratique de l'hystéroscopie. L'Observation XXVI montre en effet que, sans le secours de l'hystéroscopie, on aurait dû se contenter du diagnostic d'épithélioma du col, car le cancer du col était séparé d'un autre épithélioma, localisé dans le fond de l'organe, par une zone de muqueuse

FIG. 20 : Image hystéroscopique d'un Épithélioma de la Cavité utérine.

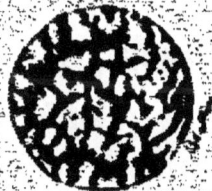

saine. Dans ces conditions, on aurait pu se borner à une ablation du col, sans toucher au corps de l'utérus, et faire une mauvaise intervention. Nous dirons donc que, toutes les fois que les circonstances permettent de faire un examen de la cavité utérine dans l'épithélioma du col, il ne faut pas manquer d'y avoir recours. Il est vrai qu'actuellement bien peu de chirurgiens pratiquent l'amputation du col pour des lésions semblables, et de ce fait, il deviendrait moins grave de négliger l'examen hystéroscopique.

Rétention placentaire.

L'importance de la rétention placentaire en clinique n'est pas sujette à discussion. Le diagnostic fait de bonne heure, permet d'éviter un bon nombre d'accidents d'infection post-puerpérale.

On sait combien il est difficile, notamment dans la pratique hospitalière, de recueillir des renseignements précis sur l'expulsion entière du délivre. Cette difficulté se présente surtout au sujet de l'avortement, que les malades cherchent souvent à dissimuler.

Nous allons préciser bientôt dans quelles circonstances l'hystéroscopie devient indispensable après l'accouchement ou l'avortement. Voyons d'abord quels sont les renseignements que l'hystéroscope peut recueillir. Grâce à la dilatation physiologique offerte alors par le col, l'isthme et la cavité de l'utérus, il est tout à fait inutile de se servir de la dilatation artificielle pour préparer la voie au tube hystéroscopique. Non seulement son introduction est facile, mais on peut le faire évoluer dans la cavité utérine avec une très grande facilité; pour procéder à l'examen, on choisira donc du premier coup un tube de calibre volumineux.

Lorsque le placenta est entièrement retenu, on le reconnaît aisément. On peut voir, comme dans l'Observation XVIII, l'orifice des membranes, et pénétrer dans la cavité de l'œuf. En parcourant cette cavité on distingue les restes du cordon ou bien le point de son insertion. On peut aussi reconnaître, grâce à leur disposition particulière, les vaisseaux du placenta.

Si le gâteau placentaire a été morcelé et qu'il n'en reste qu'une partie dans la cavité utérine, il sera encore aisé d'aller à sa recherche. Dans les Observations XIX et XX, où la suppuration de l'endomètre avait déjà rendu le placenta méconnaissable, l'hystéroscopie a permis de le reconnaître grâce à la présence de quelques cotylédons, dont une partie était encore adhérente à la caduque maternelle.

La rétention des membranes n'est pas plus difficile à déceler. Tantôt, on les retrouve par lambeaux plus ou moins recroquevillés et adhérents, tantôt sous forme d'une membrane lisse tapissant une partie de la cavité utérine.

Il est inutile d'insister sur la facilité avec laquelle on peut inspecter toute la cavité utérine pour s'assurer quels sont exactement les points d'insertion du placenta ou des lambeaux de l'œuf. Nous ferons seulement ressortir l'importance de ce diagnostic régional, précédant l'extraction. Pour celle-ci, au lieu de se livrer, avec le doigt ou des instruments, à des recherches aveugles et souvent infructueuses, on procède à coup sûr, en dirigeant les efforts sur les points précisés d'avance. Au besoin, pour l'extraction des lambeaux, on peut utiliser comme guide le tube hystéroscopique, en opérant à travers son canal.

Dans un cas, l'hystéroscopie nous a indiqué le point par où l'on devait commencer le décollement d'un placenta, dont une partie était entièrement adhérente et l'autre décollée;

le tube hystéroscopique, après avoir montré le
rebord, a pénétré entre la paroi utérine et le
gâteau placentaire jusqu'à la partie adhérente.

L'hystéroscopie fournit encore des renseignements très importants sur l'état de la muqueuse utérine, renseignements de nature à
décider l'intervention opératoire. La muqueuse
peut être hypertrophiée, villeuse, déchirée,
recouverte de pus, bigarrée de plaques de
sphacèle, au voisinage ou à une certaine distance des reliquats de rétention placentaire ; à
l'aide de l'hystéroscope le diagnostic en est
rapidement établi. Dans un cas des plus
curieux, nous avons observé une perforation
(Obs. XXI) mettant en communication la cavité
utérine avec la cavité abdominale. A travers
cette perforation, dont les bords étaient grisâtres, il s'écoulait du pus, en assez grande
quantité, qui venait envahir le tube hystéroscopique.

En résumé, grâce à l'hystéroscopie, on peut
poser des indications thérapeutiques tirées de
l'état même de l'endomètre, sans préjudice
bien entendu de celles fournies par la rétention placentaire. Lorsqu'il existe une lésion,
— exceptionnelle d'ailleurs — semblable à

celle de l'Observation XXI, l'hystéroscope est le meilleur guide pour nous avertir de procéder avec la plus grande prudence dans l'intervention chirurgicale.

Enfin, après le curettage de la cavité utérine pour des cas de rétention, nous avons l'habitude de pratiquer de nouveau l'hystéroscopie pour contrôler les résultats de l'intervention. Il nous est arrivé parfois, dans de semblables conditions, de reconnaître des points qui avaient échappé à l'action de la curette, et de compléter l'intervention par un curettage complémentaire.

On voit en somme que, au point de vue de la rétention placentaire, comme de l'infection post-puerpérale de la cavité utérine, l'hystéroscopie permet de compléter le diagnostic et de guider efficacement la thérapeutique.

Doit-on pratiquer l'examen hystéroscopique dans tous les cas, après l'avortement ou l'accouchement? Assurément non. Nous allons donc préciser quelles sont, à notre avis, les indications de l'hystéroscopie.

Deux catégories de faits sont à distinguer :

1° Les malades ne présentent aucun accident;

2° Elles présentent des accidents nets;

Dans le premier cas, nous ne pratiquerons l'hystéroscopie que sur l'affirmation de la malade, ou de ceux qui lui ont donné des soins, que la délivrance n'a pas eu lieu, ou bien que le délivre n'a pas été rendu dans sa totalité; en d'autres termes, qu'il y a rétention du placenta ou des membranes. Dans ces conditions, on doit pratiquer l'hystéroscopie pour s'assurer de l'existence de la rétention et agir immédiatement après l'inspection.

Malgré l'absence d'accidents, il faut encore pratiquer l'hystéroscopie toutes les fois que les renseignements fournis ne sont pas absolument catégoriques. Mieux vaut, à notre avis, risquer de faire sans utilité cette petite opération inoffensive, qu'attendre l'apparition de quelques symptômes d'infection indiquant déjà la putréfaction des produits retenus.

Dans la seconde catégorie de faits, les malades peuvent présenter : *a*) les signes d'une infection commençante ou avancée; *b*) des hémorrhagies; *c*) de la suppuration fétide ou non de l'utérus. Ces trois symptômes, isolés ou réunis, constituent des indications absolues à l'examen hystéroscopique de la cavité utérine.

D'ailleurs, comme, à notre avis, — et nous croyons aussi à l'avis de la plupart des gynécologues, — ces symptômes sont aussi des indications à l'intervention chirurgicale, rien n'empêche, après avoir préparé la malade pour l'opération, de pratiquer d'abord l'hystéroscopie et d'opérer ensuite. L'hystéroscopie, en ce cas, ne sera jamais inutile, puisqu'elle permettra à l'opérateur, après avoir inspecté toute l'étendue de l'endomètre, de diriger ses efforts en connaissance de cause sur les points déterminés à l'avance. Dans d'autres cas, comme dans l'Observation XXI, grâce à l'examen hystéroscopique, on évitera des désastres en opérant avec toute la prudence que commandent les lésions révélées par l'hystéroscope.

En peu de mots, l'hystéroscopie doit être pratiquée après l'accouchement ou l'avortement dans tous les cas, excepté lorsque les malades ne présentent aucun accident et qu'il y a certitude d'une expulsion complète du placenta et des membranes.

Nous conseillons tout spécialement à ceux qui n'ont pas l'habitude de l'hystéroscopie, de procéder dans l'examen de l'utérus, après l'accouchement ou l'avortement, avec la plus

grande prudence, car il pourrait se faire que
le tube, brusquement poussé, déchirât la paroi
ramollie de l'organe, et créât même une ouverture péritonéale.

Ici, plus que partout ailleurs, la stricte
observance des précautions antiseptiques est
nécessaire. On se trouvera toujours bien de
commencer par une irrigation utérine, au
permanganate ou à l'eau boriquée, et terminer
de même l'examen hystéroscopique. Enfin, si
les circonstances s'y prêtent, on peut procéder
dans la même séance au curettage; de la sorte,
on évite la possibilité d'accidents résultant des
manœuvres hystéroscopiques.

Nous pouvons affirmer néanmoins que plus
d'une fois, même dans des cas graves, nous
avons pratiqué l'hystéroscopie sans la faire
suivre par le curettage, et que jamais nous
n'avons observé de phénomènes fâcheux imputables à l'examen. Autrefois, lorsque l'abaissement de l'utérus était fréquemment pratiqué
par nous, nous avons eu une ou deux fois
quelques accidents, d'ailleurs insignifiants.
Depuis que nous avons fait fabriquer des tubes
longs, l'abaissement devenant inutile, toute
chance d'accident s'est trouvée écartée.

Un certain nombre des considérations que nous venons de développer auraient pu être étudiées à propos du diagnostic des affections utérines ou de leur traitement. Mais nous avons préféré, pour ne pas scinder cette étude, les développer ici. Nous reviendrons brièvement au moment opportun sur quelques points de détail.

Cloisonnement du vagin.

Pour le cas curieux que nous publions (Obs. XXVII), on aurait pu se passer de l'hystéroscope. Cependant l'observation d'une malade affectée de cloisonnement congénital du vagin nous montre qu'en pareil cas l'exploration de la cavité vaginale avec notre instrument est susceptible de fournir des renseignements utiles. Chez notre malade, la cloison anormale était percée d'un orifice étroit, et partageait le vagin en deux parties dont l'antérieure, la plus longue, était seule accessible.

Nous avons pratiqué, chez elle, l'examen hystéroscopique. En passant à travers un orifice étroit avec le tube de l'hystéroscope, on a pu arriver à inspecter la partie de la cavité vaginale située en amont du rétrécissement, se rendre compte de son état, et aussi de l'existence du col, de sa situation et de sa conformation. Nous avons trouvé que la partie du vagin située derrière le rétrécissement était assez large et que le col utérin normal était percé d'un orifice circulaire. A travers le tube hystéroscopique, nous avons pu cathétériser la cavité utérine et apprécier son diamètre.

Ainsi, dans ce vice de conformation, l'hystéroscopie permet, lorsqu'il existe un orifice au centre de la cloison, de pénétrer en arrière du rétrécissement et d'acquérir des notions utiles sur l'état de l'utérus et de la partie postérieure du vagin. De plus, grâce à la constatation de l'ampoule vaginale derrière le rétrécissement, nous avons pu établir que le vagin avait une conformation en tablier, et tracer d'avance notre plan opératoire. Ce plan a été suivi et couronné d'un plein succès. La malade a pu se marier et, revue 6 mois après, elle était en parfait état.

II. — TRANCHER UN DIAGNOSTIC INCERTAIN.

Sans doute, il n'est pas fréquent, en gynécologie, qu'un diagnostic ne puisse être posé avec quelque exactitude à l'aide des moyens usités en clinique. Cependant, si rares qu'ils soient, ces cas existent, et il est bien peu de cliniciens qui n'en aient été plus d'une fois embarrassés.

Pour asseoir le diagnostic, n'a-t-on pas conseillé — et même avec insistance — de pratiquer le toucher intra-utérin, de pousser la dilatation du canal utérin à ses limites extrêmes, de pratiquer même un curettage pour faire l'examen des fragments? Il y a à peine quelques années qu'on recommandait le procédé de dilatation de Vulliet (de Genève) pour surprendre à leur début les carcinomes de la cavité corporelle. Cette insistance nous prouve que le diagnostic, dans certains cas, est d'une extrême difficulté, et surtout que la précocité de ce diagnostic peut avoir une importance considérable. On connaît trop bien les résultats médiocres et souvent déplorables de l'intervention chirurgicale dans le cancer du corps de l'utérus, pour ne pas adopter avec empressement un nouveau mode d'investigation clinique, destiné à combler les lacunes du diagnostic. Devant ces simples considérations, toute objection mérite à peine qu'on s'y arrête.

Comme tous les cliniciens, nous nous sommes trouvés en présence de semblables difficultés; elles ont été aplanies par l'examen hystéroscopique. Malheureusement, nous n'avons pas encore observé des faits d'épithélioma commençant, dans lesquels l'hystéroscopie aurait pu rendre un réel service aux malades. Mais nous avons la conviction que, lorsque l'hystéroscopie sera entrée, comme l'a fait la cystoscopie, dans les habitudes chirurgicales, bien des carcinomes pourront être surpris au début de leur développement et opérés de très bonne heure, et qu'ils ne seront plus suivis, comme de nos jours, d'une récidive plus ou moins précoce.

Les cas où le diagnostic hésitant peut être tranché par l'hystéroscopie sont multiples; on peut les classer ainsi :

1° Métrites hémorrhagiques ;
2° Corps fibreux ;
3° Tumeurs malignes de l'utérus ;
4° Rétentions utérines.

1° Métrites hémorrhagiques.

Nous serons brefs sur ce point, ayant déjà développé différentes considérations à propos des métrites productives. Dans certaines métrites parenchymateuses et productives, il arrive que le volume de l'organe, le caractère des hémorrhagies ou des pertes blanches, l'âge des malades, ne permettent pas d'écarter avec certitude le diagnostic d'épithélioma de l'utérus. Seule l'hystéroscopie permet d'être affirmatif, en nous renseignant exactement sur l'état de l'endomètre.

Le toucher intra-utérin — dont nous avons fait le procès d'ailleurs — est un moyen infidèle. Un épithélioma, au début, peut parfaitement échapper à l'appréciation par le toucher, étant donnée la consistance de la paroi utérine. Il nous semble, *à priori*, bien difficile pour le doigt de faire une différen-

ciation satisfaisante entre l'induration de la
base d'un néoplasme malin au début et la
dureté de la paroi de l'utérus. Des amas de
polypes peuvent en imposer au toucher.
D'ailleurs, il n'est pas toujours possible d'atteindre avec le doigt une tumeur située dans
le fond de la cavité utérine, surtout lorsque
celle-ci présente une augmentation dans sa
longueur. L'hystéroscopie, au contraire, permet
de toujours examiner tous les points de la
cavité utérine et de voir la production néo-
plasique.

2° Corps fibreux.

L'hystéroscopie peut être appelée à trancher
un diagnostic difficile dans les cas suivants :
Corps fibreux sphacélés et corps fibreux invi-
sibles.

Les corps fibreux sphacélés, avec ou sans
procidence de la tumeur dans le vagin, peuvent
en imposer pour des tumeurs malignes par
leur apparence et par les écoulements auxquels
ils donnent lieu. L'hystéroscopie ne sert dans
ces conditions qu'après l'extirpation de la

tumeur. Elle permet de voir le point d'implantation, et de juger de l'état de la cavité utérine en dehors de ce point. Nous nous empressons d'ajouter qu'il est bien rare de ne pas s'apercevoir de la nature de la tumeur après qu'une partie du néoplasme a été enlevée, et à plus forte raison une fois l'extirpation complète terminée. Aussi l'hystéroscopie à ce point de vue n'est-elle pas indispensable.

En ce qui concerne les corps fibreux intra-utérins, pédiculés ou non, nous avons montré qu'il était facile de les reconnaître à l'examen hystéroscopique, et nous avons décrit l'apparence qu'ils présentent. Dans cette seconde catégorie de corps fibreux, l'hystéroscopie est donc très utile à l'établissement du diagnostic.

Les autres moyens d'exploration sont au contraire susceptibles d'induire en erreur. Le toucher, en effet, en supposant qu'il arrive à atteindre la tumeur, ne peut nous permettre de juger de la valeur de chacun de ses caractères. S'il s'agit d'un fibrome-sessile, petit, recouvert par une muqueuse congestionnée et tomenteuse, dont la consistance est dure dans son ensemble, mollasse à sa superficie, il pourrait conduire au diagnostic d'épithélioma. L'hystéromètre peut sentir l'obstacle siégeant dans la cavité, mais là se bornent les renseignements qu'il nous fournit. C'est donc l'hystéroscopie seule qui peut nous permettre de nous prononcer avec certitude.

Qu'on ne se figure pas que nous raisonnons ici théoriquement sur ces difficultés. Nous en avons fait l'expérience dans une de nos observations.

3° Tumeurs malignes.

Le secours fourni par l'examen hystéroscopique est considérable pour les cas de tumeurs épithéliales ou autres, nées dans la cavité utérine, et qui ne sont pas apparentes au dehors. Sans doute, les cas sont peu nombreux où le diagnostic reste réellement indécis, mais ils existent, nous en rapporterons deux exemples. Dans l'un, nous avons reconnu la tumeur cachée dans la profondeur de la cavité utérine; dans l'autre, nous avons constaté un épithélioma diffus, pour lequel un simple curettage avait été décidé. Ces deux observations méritent d'être analysées rapidement.

La première est relative à une femme de cinquante-trois ans, entrée à l'hôpital en décembre 1896. Elle présentait un écoulement d'une légère fétidité, tantôt franchement purulent, tantôt roussâtre. Les commémoratifs n'étaient pas assez caractéristiques pour confirmer le diagnostic d'épithélioma. Bien au contraire, la malade affirmait avoir eu les mêmes pertes blanches depuis de longues années. L'utérus était de dimensions à peu près normales, sans bosselures. A l'hystérométrie, le canal cervico-utérin mesurait 8 centim. 1/2.

Ces signes pouvaient être en rapport : 1° avec un corps fibreux petit, inclus, accompagné de métrite; 2° avec une métrite ancienne chez une femme âgée (métrite fétide); 3° avec un épithélioma.

L'utérus fut dilaté, et, au bout de 48 heures, nous avons pu reconnaître à sa face antérieure, au voisinage de la base de l'organe, une plaque d'un bleu grisâtre, légèrement saillante sur la surface de l'endomètre, rugueuse, saignant facilement dès qu'on la frottait un peu énergiquement avec le tampon. Cette tumeur ressemblait tout à fait à un épithélioma superficiel de la langue.

8

Un fragment fut enlevé avec la petite pince coupante et examiné au microscope, et l'examen histologique confirma le diagnostic hystéroscopique d'épithélioma. La malade quitta l'hôpital ayant refusé l'intervention proposée qui eût donné sans doute d'excellents résultats, étant donnés l'âge du néoplasme et l'absence de tout autre phénomène dans la paroi antérieure.

Dans l'autre cas, l'examen hystéroscopique a redressé une erreur de diagnostic qu'il était à peu près impossible d'éviter. Trois grands cliniciens de Paris, appelés en consultation, avaient été du même avis sur la nature de l'affection; ils l'avaient considérée comme une métrite avec polypes utéro-folliculaires. Seul, M. Duplay avait fait quelques réserves. Voici le résumé de cette observation :

M⁻ᵉ X..., âgée de 72 ans. Sans antécédents héréditaires. Phénomènes de métrite en juillet 1896. Constatation d'un polype muqueux implanté sur le col. Écoulement muco-purulent, sans odeur. Pas de pertes de sang. Curettage en août 1896. Un second polype de même nature est ramené par la curette. Guérison ayant duré quatre mois. Nouvelle apparition de symptômes de métrite à la fin de décembre, présentant les mêmes caractères qu'auparavant. Écoulement très peu abondant, muco-purulent, sans odeur. Utérus petit ; l'hystéromètre pénètre jusqu'au bout de la cavité utérine et marque un peu plus de 7 centimètres.

Les dimensions ordinaires de l'utérus, la nature de l'écoulement, l'absence de bosselures, la facilité avec laquelle l'hystéromètre traversait la cavité utérine, la constatation antérieure des polypes muqueux, la guérison post-opératoire — apparente — ayant duré quatre mois, enfin le bon état général de la malade, étaient autant d'arguments contre le diagnostic de tumeur maligne. Aussi l'avis des consultants, sauf M. Duplay qui faisait quelques réserves à cause de l'âge de la malade, fut-il en faveur d'une métrite et de l'opération par la curette.

L'hystéroscopie pratiquée deux jours avant celui décidé pour l'intervention, nous fit constater, avec la plus grande évidence, la présence d'un épithélioma diffus, étendu dans toute la cavité utérine jusqu'à l'isthme.

L'aspect de l'endomètre ressemblait, à s'y méprendre, à celui de la face interne du rectum atteint de rectite proliférante. Toute

la cavité utérine était tapissée par une série
de végétations papilleuses grisâtres, de grosseur variable. Ces végétations étaient pressées
les unes contre les autres, et ne laissaient
aucun intervalle libre où l'on pût apercevoir
l'endomètre. Après la dilatation à la laminaire, on pouvait facilement, dans l'intervalle
que les végétations laissaient d'une face à
l'autre, faire cheminer un tube étroit, et l'on
comprend fort bien qu'avant cette dilatation,
il en avait été de même pour l'hystéromètre,
lequel, n'ayant rencontré aucun obstacle, avait
pu pénétrer jusqu'au fond de la cavité, contri-
buant ainsi à l'erreur de diagnostic.

Le diagnostic d'épithélioma diffus ne com-
portait aucun doute, et l'hystérectomie permit
de le vérifier. Il s'agissait d'un épithélioma
cylindrique, ayant dépassé à peine les limites
de la muqueuse pour envahir le muscle sous-
jacent.

Enfin nous citerons un cas également très
instructif, que nous venons d'observer tout
récemment à l'Hôtel-Dieu. L'utérus semblait
considérablement augmenté de volume, doublé
d'une grosse tumeur dans sa moitié gauche.
L'hystéroscopie nous fit voir qu'il s'agissait

d'une tumeur surajoutée, car le canal cervico-
utérin était normal dans toute son étendue.

Cette observation rentre donc dans la série
de faits où l'hystéroscopie fournit des résultats
négatifs mais néanmoins utiles au diagnostic.

4° Rétentions utérines.

Nous avons déjà suffisamment insisté sur
cette question en rapportant les observations
relatives à l'avortement ou à l'accouchement,
nous avons fait ressortir l'importance de l'hystéroscopie pour reconnaître le placenta, ses
fragments ou les membranes utérines dans la
cavité de l'utérus.

On peut encore y reconnaître facilement la
présence de caillots, ou de corps étrangers.
Inutile donc de donner à ce chapitre plus de
développement. Nous renvoyons aux observations n° XVIII, XIX, XX, XXI, XXX,
XXXI, etc.

III. — ACQUÉRIR DES RENSEIGNEMENTS COMPLÉMENTAIRES EN VUE DU TRAITEMENT

Nous avons fait ressortir l'importance, au point de vue thérapeutique, de la division des métrites en : métrites productives et métrites non productives. Nous avons montré que seul l'hystéroscope permet d'en établir le diagnostic et d'instituer un traitement approprié aux lésions locales (Obs. VI, XIV et XXVI)); nous croyons inutile d'insister sur ce point.

Les Observations XXI, XXVI prouvent également que l'hystéroscopie pratiquée systématiquement pour tous les cas de métrite permet, dans des circonstances tout à fait rares, il est vrai, d'éviter l'institution d'un traitement chirurgical susceptible de produire de graves accidents.

L'Observation XXVI montre que dans les cas de carcinomes du col, si on désire se borner à une intervention partielle (l'amputation sus-vaginale par exemple), il est indispensable d'examiner d'abord la cavité utérine. Si dans ce cas, où le cancer paraissait localisé sur le col, on avait pratiqué l'amputation sus-vaginale, le résultat eût été désastreux.

Enfin, il nous reste à faire voir l'utilité de l'hystéroscopie dans le traitement des corps étrangers de l'utérus. Nous insisterons un peu longuement sur ce point.

Corps étrangers de l'utérus.

Cette question n'est même pas ébauchée par les classiques, ce qui tient sans doute à la rareté de l'accident. Cependant, quelques mémoires assez importants ont été publiés à son sujet. D'ailleurs, elle est loin d'être neuve, et l'on trouve dans Hippocrate le premier exemple de corps étrangers dans l'utérus. Le mémoire de Neugebauer, celui d'Albertin et la revue du professeur de Bovis en mentionnent un assez grand nombre et de variétés diverses. Les hasards de la clinique nous ont permis d'en observer quelques cas, dont deux méritent d'être rapportés à cause des notions qui s'en dégagent.

On ne s'étonnera pas de nous voir insister quelque peu sur cette question, puisque nous apportons, avec l'hystéroscopie, un nouveau moyen d'exploration utile à la fois au diagnostic et au traitement des corps étrangers de l'utérus.

De l'observation des quelques faits qu'il nous a été donné d'étudier, il résulte que les corps étrangers introduits dans la cavité utérine sont très souvent expulsés au bout de quelques heures de séjour. Plusieurs fois, des tiges de laminaire, dont le fil avait cédé, sont restées dans l'utérus au-dessus de l'isthme de l'organe.

Ouvrons ici une parenthèse pour expliquer la possibilité et même la fréquence relative de cet accident. Les tiges de laminaire ont en général une longueur qui varie de 4 à 8 centimètres ; elles sont attachées par un fil simple, traversant en anse l'une des extrémités de la tige, et dont les deux chefs sont liés à l'autre bout. La longueur de la tige nous explique comment, une fois engagée dans l'isthme et au-dessus, cette tige peut remonter dans la cavité utérine, et, pour peu que celle-ci soit spacieuse, se loger au-dessus de l'isthme. Si, dans ces conditions, le fil vient à se rompre, la tige reste au-dessus de l'isthme et constitue un corps étranger de la cavité utérine.

Dans d'autres cas, c'est au voisinage de l'orifice externe du col que la tige s'arrête, en s'enclavant dans la cavité cervicale. Cet arrêt résulte de ce que la tige subit un gonflement qui dépasse en dimensions celles de l'orifice cervical. Dans ces conditions, les tractions opérées sur le fil amènent sa rupture, et la tige reste enclavée.

Ces deux mécanismes de l'arrêt du corps étranger ne méritent pas de nous arrêter, car presque toujours la tige est expulsée spontanément au bout de quelques heures ou le lendemain. Il est exceptionnel qu'on soit obligé, dans l'enclavement au niveau du col, de pratiquer une petite incision sur l'orifice du museau de tanche pour retirer le corps étranger.

L'hystéroscopie, dans ces conditions, n'est donc pas appelée à rendre de grands services, ni pour le diagnostic ni pour l'extraction du corps étranger.

Les instruments métalliques introduits dans la cavité utérine, dans un but thérapeutique ou abortif, peuvent se briser et constituer des corps étrangers qui, étant données les irrégularités et les aspérités de la cassure, n'ont aucune tendance à sortir et s'y enclavent.

Toutefois, dans un cas, nous avons vu l'extrémité d'un hystéromètre, brisé dans la cavité utérine, sortir le lendemain sans aucune intervention.

En résumé, lorsqu'on a reconnu la présence d'un corps étranger dans l'utérus, on peut compter, pour son expulsion, sur les seules contractions de l'organe, et il est tout à fait inutile, au moins dans les premières heures, d'essayer d'intervenir pour l'en extraire.

Cette digression était nécessaire pour faire comprendre le véritable enclavement de corps étrangers dans l'utérus. Deux conditions sont nécessaires pour que l'enclavement ait lieu. Elles peuvent intervenir séparément ou bien simultanément. Tantôt, en effet, le corps étranger est muni d'aspérités qui la fixent en un point; tantôt il prend, par l'effet même de ses propriétés, des dimensions en disproportion avec l'isthme, et reste dans la partie la plus spacieuse de la cavité utérine, c'est-à-dire dans la cavité corporelle. On comprend fort bien que, lorsqu'elles sont réunies, ces deux conditions agissent encore plus efficacement pour amener l'enclavement.

Si nous rapportons tous ces détails dans un

traité d'hystéroscopie, c'est que nous avons pu les étudier grâce à l'hystéroscope.

Des deux cas que nous avons choisis parmi nos observations, à titre d'exemple, l'un se rapporte à une laminaire fragmentée, et l'autre à une éponge préparée. Dans le premier, nous avions des renseignements précis sur la fragmentation de la laminaire et sa retenue dans la cavité utérine, aussi, l'hystéroscope n'a servi qu'à compléter très avantageusement ce diagnostic. Dans l'autre cas, nous ne possédions, comme on va le voir, que des renseignements absolument erronés et propres à nous induire en erreur. Voici les faits :

En cherchant à retirer de la cavité utérine une tige de laminaire introduite 21 heures auparavant, le médecin avait vu le fil se briser tout d'abord. Comme il cherchait ensuite à retirer la tige avec une pince, cette tige s'est brisée à son tour. Après quelques tentatives infructueuses pour l'extraction du bout enclavé, tentatives répétées inutilement le lendemain, on nous amène au troisième jour la malade à l'hôpital.

L'isthme de l'utérus est suffisamment dilaté et nous permet de pratiquer séance tenante

l'hystéroscopie, avec un tube de moyen calibre.
Au-dessus de l'isthme, l'instrument nous fait
voir un fragment, d'environ deux centimètres,
obliquement dirigé au bas et à gauche, et
s'enfonçant par son extrémité inférieure dans

Fig. 27 : Fragment de laminaire enclavé au dessus
de l'isthme utérin.

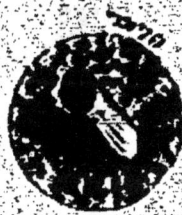

l'épaisseur de la paroi utérine. Nous retirons
alors l'instrument, et nous introduisons une
pince à mors rugueux, que nous dirigeons sur
l'extrémité inférieure de la tige. Celle-ci est
facilement saisie et, grâce aux renseignements
fournis par l'hystéroscope sur la direction du
corps étranger, nous le désenclavons avec la
plus grande facilité, en le repoussant en haut
et à droite. Une fois que nous le sentons libre
dans la cavité de l'utérus, nous le retirons aisément.

Après son retrait, nous constatons que cette
partie de la tige s'était encore fragmentée par le

haut. Une nouvelle inspection de la cavité utérine est pratiquée avec l'hystéroscope, qui
nous révèle la présence de trois autres petits
fragments. L'un est facilement détaché par de
simples manœuvres du tube et sort par la
cavité même de ce dernier; les deux autres sont
enfoncés en partie et immobiles. Comme il est
impossible d'introduire un tube de plus fort
calibre, nous sommes obligés de remettre leur
extraction à une autre séance. Pendant vingt-
quatre heures, nous instituons donc une dilatation convenable, avec une grosse tige de
laminaire posée de façon à dépasser à peine
l'isthme utérin; grâce à cette dilatation, nous
pouvons introduire, le lendemain, un tube de
fort calibre et, conduisant une pince à travers
la cavité, nous parvenons à saisir ces deux
fragments et les extraire successivement. L'opération a été terminée par un curettage.

Nous reprochera-t-on de n'avoir pas pratiqué le curettage aussitôt la constatation faite
de ces deux fragments de laminaire enfoncés
dans l'endomètre? Mais rien ne prouve que le
curettage en aurait eu raison, et qu'il n'aurait
pas agi en sens contraire du but proposé, c'est-
à-dire en les enfonçant encore plus dans la

paroi de l'utérus. Puisque rien ne pressait, il
était préférable d'agir avec certitude en extra-
yant d'abord les fragments et en pratiquant
ensuite le curettage dans de bonnes conditions.

Le deuxième cas de corps étranger qui mérite d'être rapporté est relatif à une erreur de
diagnostic reconnue par l'hystéroscopie, et qui
eut lieu dans des conditions particulièrement
curieuses :

Au mois de mai 1896, une malade entrait
à l'Hôtel-Dieu avec tous les signes d'une infection à point de départ utérin, se présentant
dans des conditions tout à fait graves. Avec
peu de phénomènes localisés à l'hypogastre,
sans signes de péritonite ni de suppuration des
ligaments larges, elle avait une température
qui oscillait autour de 40 degrés. Sa langue
était sèche et ses dents couvertes de fuligi-
nosités. Du côté de l'utérus, on constatait des
pertes sanguinolentes, alternant avec l'écoulement d'un liquide puriforme, de couleur noirâtre
et d'odeur fétide. Le médecin qui lui avait
donné des soins en ville nous raconta qu'elle
avait fait une fausse couche de quatre à cinq
mois, six jours auparavant, mais que dans cette
fausse couche elle n'avait rendu que le placenta,

et que le fœtus restait inclus dans la cavité utérine. Il ajouta qu'il avait essayé à plusieurs reprises d'en faire l'extraction sans y parvenir; dans ces tentatives, il nous affirmait avoir senti le fœtus assez profondément placé dans la cavité de l'utérus.

L'hystéroscopie fut pratiquée le jour même de l'entrée de la malade à l'hôpital, après une longue irrigation au permanganate suivie d'une irrigation d'eau chaude. Il nous parut inutile de faire la cocaïnisation de l'utérus, la malade étant dans un tel état de dépression qu'elle devait à peine sentir les manœuvres de l'hystéroscope.

Fig. 23 : Corps étranger de l'utérus, révélé par l'hystéroscope. (Éponge du volume d'un citron.)

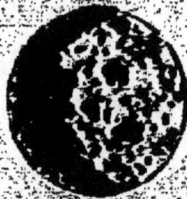

Un gros tube hystéroscopique fut introduit d'emblée dans la cavité utérine, et nous permit de reconnaître immédiatement un corps noirâtre, couvert de débris de muqueuse sphacélée et de pus. Il était criblé de trous fins qu'on put reconnaître nettement en irriguant le point observé par l'hystéroscope.

En y exerçant des pressions avec un hystéromètre on constatait que ce corps était dépressible et mollasse. Bref, malgré toute l'invraisemblance du diagnostic, nous avons été conduit à penser qu'il s'agissait d'une éponge incluse dans la cavité utérine. Elle fut saisie avec une pince à abaissement, à travers le tube de l'hystéroscope, et retirée de la cavité utérine en même temps que le tube.

Il s'agissait bien d'une éponge rendue méconnaissable par son imbibition dans les liquides infects s'écoulant de l'utérus. Elle était un peu plus volumineuse qu'un citron, noirâtre aussi bien à la surface que dans la profondeur, et exhalait une odeur infecte.

Après l'extraction de l'éponge, nous avons examiné de nouveau la cavité utérine avec l'hystéroscope, sans trouver aucune trace de fœtus ni de membranes. La cavité utérine complètement vide était anfractueuse; l'endomètre, dilacéré sur plusieurs points, offrait une coloration variant, suivant les points, du rouge sombre au gris noirâtre, d'apparence sphacélique.

Il était facile, à la suite de cette constatation, de reconstruire l'histoire de la malade.
L'avortement avait bien eu lieu, mais vraisem-
blablement les renseignements fournis au médecin étaient inexacts. Une éponge préparée
avait dû être introduite dans le but de dilater le
col pour faciliter l'extraction du fœtus supposé
retenu; elle était restée dans la cavité utérine.

Nous ferons observer que si le médecin
avait pu pratiquer l'hystéroscopie, même sans
aucune dilatation, avec un tube de calibre proportionné à celui du col, il aurait sans doute
reconnu l'absence de tout germe dans l'utérus,
et se serait abstenu de toute intervention.

Dans ce cas, l'hystéroscopie a donc permis
de redresser une erreur de diagnostic et de
reconnaître un corps étranger inclus dans la
cavité utérine.

Pourquoi ce corps étranger n'a-t-il pas été
expulsé spontanément? La réponse nous est
facile à donner. S'il se fût agi d'un corps so-
lide, ou offrant tout au moins une consistance
suffisante, un corps charnu par exemple, nul
doute que les contractions de l'utérus n'eussent
suffi pour l'expulser. Mais il s'agissait d'un
corps mou, anfractueux, qui s'était engrené

avec la caduque maternelle, et qui cédait à
chaque contraction utérine, en diminuant de
volume sans se laisser déplacer par elle. De
plus, l'utérus de cette malade était flasque,
mou, volumineux, spacieux, manifestement
dans un état d'inertie, et par conséquent incapable de fournir un travail suffisant à l'expulsion de l'éponge.

Nous avons rapporté ces deux observations
avec quelque détail, car elles peuvent servir
de type à l'étude de certains corps étrangers
de l'utérus, et montrent les services que peut
rendre à cet égard l'examen hystéroscopique.
La seconde aurait pu trouver sa place dans
un autre chapitre, mais, comme nous l'avons
fait pour les corps fibreux, nous avons préféré
ne pas scinder l'étude des corps étrangers.

Nous croyons inutile d'exposer l'état de la
cavité utérine contenant un corps étranger, tel
qu'il apparaît à l'examen hystéroscopique, car
les lésions qu'on y trouve sont plutôt le fait de
l'affection pour laquelle le corps étranger a été
introduit que le résultat même de sa présence.
En tous cas, il nous paraît impossible par
l'analyse de nos observations, de démêler
la part qui lui revient dans ces lésions et

notre exposé risquerait d'être purement théorique.

Nous n'avons rien de bien spécial à recommander en ce qui concerne les manœuvres hystéroscopiques pour aller à la recherche d'un corps étranger de l'utérus. Si le col n'est pas suffisamment dilaté et qu'il n'existe pas de symptômes de nature à commander une action rapide, il faut procéder à la dilatation pendant 24 heures au plus. Si les circonstances sont favorables à l'abaissement de l'utérus, il est préférable de choisir un tube hystéroscopique court, ou tout au moins proportionné à la longueur du canal cervico-utérin. Avec un tube court, on peut, comme nous l'avons fait, extraire le corps étranger par la cavité même de l'instrument. Si le tube est très long, on ne peut, avec une pince, opérer efficacement à travers son canal, et il devient à peu près impossible de saisir et d'entraîner le corps étranger par ce procédé.

Lorsque le corps étranger est trop volumineux pour franchir le canal du tube hystéroscopique, on le saisit d'abord avec la pince, et on retire le tout à la fois, tube, pince et corps étranger, comme nous l'avons fait pour l'éponge.

Les manœuvres de l'extraction du corps étranger sont considérablement simplifiées par le fait que l'hystéroscope permet de bien voir la situation de ce corps étranger et de préciser le point sur lequel on doit porter les premiers efforts. S'il est nécessaire de le sectionner ou de le morceler, on peut le faire aisément à travers l'ouverture d'un tube hystéroscopique ordinaire, ou bien fendu sur le côté, comme nous en avons fait construire par Collin.

IV. — CONTROLE POST-OPÉRATOIRE

L'hystéroscopie nous paraît être appelée à rendre d'importants services comme moyen de contrôle après les opérations pratiquées dans la cavité utérine. L'opération une fois terminée, on sera parfois surpris, en examinant cette cavité à l'hystéroscope, de voir des points sur lesquels il est indispensable de revenir pour compléter l'opération.

Nous avons déjà parlé des polypes muqueux implantés profondément à la base de l'utérus. Si on ne les a pas extirpés préalablement au curettage, on pourra le faire au moment de l'examen post-opératoire. Nous avons rapporté également un cas où le pédicule d'un fibrome était resté presque en entier dans la cavité utérine, pédicule que l'examen hystéroscopique post-opératoire nous a permis d'extirper. Nous avons cité encore, à propos des corps fibreux, un cas où l'examen post-opératoire nous permit de voir un autre fibrome implanté à côté du pédicule d'un gros polype estirpé, un instant auparavant. Or, ce petit fibrome aurait passé inaperçu sans le secours de l'hystéroscopie, et l'opération serait restée forcément incomplète.

Il nous est enfin arrivé, après un curettage pratiqué pour des rétentions de débris placentaires ou de membranes, de retrouver, en procédant à un examen de contrôle, des fragments qui avaient échappé à l'action de la curette.

Tous ces exemples démontrent avec la plus grande évidence la nécessité de l'examen hystéroscopique pratiqué après l'intervention. On peut même dire que, dans nombre de cas, il est encore plus utile de recourir à l'hystéroscopie pour contrôler l'opération, que pour décider de son opportunité ; car, en somme, les indications opératoires sont facilement établies par l'investigation clinique, alors que nous n'avons aucun autre contrôle pour juger des résultats immédiats d'une opération pratiquée sur l'endomètre. Il est si facile et si simple, alors que la cavité utérine est dilatée et nettoyée, d'introduire le tube aseptique de l'hystéroscope pour vérifier le résultat de l'opération, que ce serait une véritable négligence de ne pas le faire. Dans les cas de rétention placentaire surtout, ce serait une grave erreur que de ne pas procéder à l'examen hystéroscopique post-opératoire; ne pas s'assurer que l'opération a été bien complète, c'est exposer l'utérus à une réinfection fatale, due aux débris pouvant être encore retenus, et agissant par leur putréfaction sur la vaste surface de l'endomètre dénudée par la curette.

Nous ne reviendrons pas plus longuement sur les observations analysées dans les précédents chapitres. Bornons-nous à préciser en peu de mots les enseignements qui en découlent au point de vue de l'utilité de l'examen hystéroscopique post-opératoire :

1° Après le curettage, il est toujours *utile* d'inspecter la cavité utérine, pour s'assurer que l'opération a porté sur tous les points de l'endomètre.

2° Dans les cas relevant de l'obstétrique, après l'évacuation et le curettage de l'utérus, il est *indispensable* de procéder à l'hystéroscopie, pour vérifier la complète extraction de tous les débris.

3° A la suite de l'extirpation des polypes fibreux, il est *nécessaire* d'examiner la cavité utérine à l'hystéroscope, pour constater l'état du pédicule, celui de l'endomètre, et s'assurer qu'il n'existe pas dans la cavité une autre tumeur semblable.

4° Enfin l'examen hystéroscopique est encore *indispensable* après l'extraction des corps étrangers intra-utérins, dont il permet, le cas échéant, de retrouver et d'extraire les débris.

V. — OPÉRATIONS HYSTÉROSCOPIQUES
BIOPSIE

Nous avons montré, en analysant quelques-unes de nos observations, que l'emploi de l'hystéroscope permettait souvent d'exécuter

certaines petites manœuvres opératoires; nous
les rappellerons en peu de mots.

Biopsie. — On peut, à travers le tube de
l'hystéroscope, arracher avec une petite pince
coupante, ou une pince plate, ou encore avec
une curette, des fragments de tumeur destinés
à être soumis à un examen microscopique. Il
nous est même assez souvent arrivé, simplement
en faisant décrire au tube hystéroscopique des
mouvements de rotation ou de latéralité, de
détacher des polypes utéro-folliculaires, des
fongosités et même un fragment de tumeur.

Extraction de Corps étrangers. —
Nous avons dit au chapitre qui concerne leur
étude, comment on pouvait extraire facilement les corps étrangers à l'aide d'une pince
introduite à travers le tube hystéroscopique.
Pour éviter des redites, nous renvoyons à la
page 175 et suivantes.

Nous insisterons seulement sur l'utilité
de choisir un tube large et court, et, par
conséquent, sur la nécessité d'abaisser préalablement l'utérus. Avec un tube bien calibré,
on démasque largement le corps étranger.

Avec un tube court, on peut introduire les pinces et saisir facilement le corps étranger, qu'on retire à travers le canal du tube, ou bien en même temps que le tube et la pince, à travers le canal cervico-utérin.

Opérations proprement dites. — A ce point de vue, l'hystéroscope ne rend que des services presque insignifiants. Cependant, lorsque des polypes utéro-folliculaires siègent à la base de la cavité utérine, où la curette ne peut que difficilement avoir prise sur eux (si tant est qu'elle y arrive), on peut les extirper à l'aide de l'hystéroscope, soit en manœuvrant simplement le bec du tube hystéroscopique horizontalement, soit en se servant d'une pince introduite à travers son canal. Cette petite opération, le cas échéant, doit donc précéder celle du curettage. Elle en constitue un complément utile.

Il nous est arrivé, dans un cas, d'achever le morcellement du pédicule d'un polype fibreux qui avait résisté à la torsion. Mais c'est là un résultat de peu d'importance, étant donné que ces restes s'atrophient en général spontanément, après l'extraction du polype.

9

Enfin, dans un autre cas, nous avons pu voir manifestement la source d'une hémorrhagie utérine, de médiocre importance, et y plonger la pointe du thermocautère, en passant à travers le canal du tube hystéroscopique.

QUATRIEME SECTION

—

OBSERVATIONS

—

Obs. I. — Hôtel-Dieu. — *Métrite catarrhale.*

La nommée D... (Louise), âgée de 21 ans, domestique, entrée le 21 décembre 1896, salle Saint-Jean, lit n° 13.

A. H. : Père, 50 ans, bien portant ; mère morte de pleurésie.

A. P. : Réglée à 12 ans ; règles irrégulières, abondantes, douloureuses.

Mariée à 18 ans ; un an après premier enfant ; grossesse normale ; accouchement à terme régulier, enfant bien portant.

A 20 ans, second enfant; grossesse douloureuse; accouchement normal; enfant bien portant; retour de couches six semaines après.

A 22 ans, fausse-couche de deux mois et demi sans motifs. Douleurs et métrorrhagie, pertes jaunâtres pendant les quatre mois qui suivent.

A 23 ans, nouvelle grossesse; accouchement à terme; enfant bien portant. Pertes blanches s'installent à partir de ce moment et restent continuelles.

Novembre 1897, à 24 ans, douleurs dans le bas-ventre surtout à gauche; arrêt des règles.

20 novembre, les douleurs ont augmenté, les règles sont venues très peu abondantes.

21 décembre 1890. Entrée à l'hôpital. Douleur forte dans la fosse iliaque gauche.

Palpation : Petite tumeur au niveau de la trompe gauche.

Toucher vaginal : col mou, déchiré, en ectropion.

Utérus non augmenté, en antéversion, mobile.

Ovaire gauche augmenté de volume, mobile, douloureux, prolabé dans le cul-de-sac latéral gauche.

Cul-de-sac droit, petite masse dure, douloureuse, mobile, prolabé.

Hystéroscopie : fond de l'utérus, muqueuse congestionnée, rouge violacé, baignée de pus et de mucus; un tampon laissé dans l'utérus après un premier examen est retiré avec une pince.

Muqueuse du col lisse et blanche, pas congestionnée.

Traitement : curettage le 14 janvier 1897.

Suites opératoires utérines excellentes; du 23 au 26 janvier, 39° de fièvre occasionnés par une infection amygdalienne.

Sortie guérie le 2 février, dix-neuf jours après le traitement.

Obs. II. — Hôtel-Dieu. — *Métrite catarrhale.*

La nommée S..., âgée de 21 ans, domestique, entrée le 11 mars 1897, salle Saint-Jean, lit n° 15.

A. H. : Père mort à 45 ans, de phtisie pulmonaire ; mère morte à 35 ans, d'affection cardiaque ; un frère et une sœur bien portants.

A. P. : Réglée à 13 ans ; règles régulières, peu abondantes, non douloureuses ; durée, six jours.

A 14 ans, pertes blanches abondantes traitées longtemps par des bains sans amélioration.

Depuis cette époque, les pertes blanches ont toujours continué, mais d'abord séreuses, elles sont aujourd'hui épaisses, filantes, gélatiniformes.

Les règles peu abondantes sont peu colorées et très douloureuses.

Le 11 mars 97. Entrée à l'hôpital. Leucorrhée, douleurs de ventre, irradiations dans le petit bassin.

Toucher vaginal : col volumineux, tuméfié, mou.

Utérus gros, mobile.

Annexes normales.

Hystéroscopie : fond de l'utérus rouge, enflammé, recouvert d'exsudat purulent.

Isthme et canal cervical sains.

Sur la muqueuse du corps, petits kystes gros comme des lentilles, dont l'un est enlevé avec un tampon.

Traitement, curettage le 22 mars.

Suites opératoires excellentes, jamais de fièvre.

Sortie guérie le 12 avril, vingt-deux jours après l'intervention.

Obs. III. — Hôtel-Dieu. — Métrite. Salpingite double.

La nommée B... (Marie), âgée de 32 ans, journalière, entrée le 10 novembre 1890, salle Saint-Jean, lit n° 11.

A. H. : Père mort de pleurésie ; mère bien portante.

A. P. : Réglée à 17 ans ; règles régulières, abondantes, sans douleurs. Leucorrhée encadrant les règles.

Mariée à 23 ans ; trois enfants, grossesses normales, accouchements réguliers à terme ; depuis, deux des enfants sont morts. Retours de couches après six semaines ; dernière couche en 1893 à l'âge de 29 ans.

Septembre 1896. Douleurs de ventre, localisées aux fosses iliaques, irradiées aux lombes et aux cuisses; leucorrhée jaunâtre, règles normales.

Traitement, bains sulfureux, injections chaudes.

3 octobre 1896, nouvelle poussée aiguë douloureuse s'accompagnant cette fois-ci de pertes rouges et de fièvre.

Traitement, repos au lit durant quinze jours.

Depuis cette époque leucorrhée persistante, douleurs continuelles.

16 novembre 1896, entrée à l'hôpital.

Toucher vaginal: col déchiré, mou, entr'ouvert.

Utérus n rétro-latéroversion.

Dans le cul-de-sac gauche, corde arrondie, dure, douloureuse, longeant une petite tumeur qui semble être l'ovaire.

Dans le cul-de-sac droit, tumeur grosse comme un citron, enchâssée dans le ligament large, prolongeant la corne utérine, accolée au vagin, molle, fluctuante, adhérente, séparée de l'utérus par un sillon.

Hystéroscopie : pratiquée immédiatement avant l'opération.

Muqueuse épaisse, rouge foncé, saignant facilement. Elle fait hernie dans l'orifice du tube hystéroscopique. Pas de polypes.

Traitement, hystérectomie vaginale le 26 novembre. Ouverture des culs-de-sac, hémisection utérine antérieure, bascule facile. Les deux annexes sont volumineuses, malades.

Examen des pièces : utérus épaissi et augmenté de volume, ovaire gauche sclérosé. Trompe gauche grosse, flexueuse, molle, ovaire droit, kyste gros comme un œuf d'où s'échappe un petit verre de liquide jaune citrin.

Suites opératoires excellentes; on enlève les pinces au bout de quarante-huit heures, les mèches au bout de huit jours; pas de fièvre, normale de la malade 37° 8.

Sortie guérie le 29 décembre, après trente-trois jours de traitement.

Obs. IV. — Hôtel-Dieu. — *Salpingite droite et Métrite (Hystéroscopie).*

La nommée G... (Élise), âgée de 38 ans, ménagère, entrée le 9 décembre 1897, salle Saint-Jean, lit n° 19.

A. H. : Père mort d'une congestion pulmonaire ; mère morte d'une maladie de cœur.

A. P. : Très nerveuse dans son enfance. Réglée vers 11 ans. Les premières règles étaient, dit la malade, précédées d'une hématemèse. Les premières règles n'étaient pas douloureuses, elles duraient cinq à six jours. Depuis la malade était réglée régulièrement, et avait des règles très abondantes.

Mariée à 18 ans, la malade a eu trois enfants, les accouchements furent normaux. Les enfants sont tous morts tuberculeux. Le premier mari de la malade est mort de tuberculose. Il y a neuf ans (c'est-à-dire à l'âge de 29 ans), elle se remaria. A 30 ans une fausse-couche de trois mois, à 33 ans, une autre de quatre mois. A sa première fausse-couche elle a perdu du sang avec un peu de caillots pendant u· mois. La malade était bien réglée jusqu'à sa seconde fausse-couche. Après sa seconde couche, elle perdit pendant six mois. Elle entre à l'hôpital de la Charité avec un début de péritonite. Elle y reste trois mois. On lui a fait, après deux mois de séjour à l'hôpital, un curettage. Et quinze jours après M. Duplay lui a fait une ovariotomie gauche.

Depuis elle avait ses règles très régulièrement, très abondantes. Jusqu'au mois de février de cette année elle était bien réglée; à cette époque les règles ont avancé de quinze jours; elle prit les injections et elles ont réapparu quinze jours après.

Le 13 septembre la malade a eu ses dernières règles à l'époque habituelle. Les règles suivantes ont été en retard de huit jours environ. Survenues le 21 octobre, elles ont duré jusqu'au 26, où la malade a perdu un caillot; elle a eu à ce moment une forte douleur dans les reins. Depuis la malade perd continuellement, mais avec de petites rémissions.

La malade a des douleurs dans les reins. Depuis qu'elle est au repos à l'hôpital, elle perd moins.

Toucher. — Utérus petit, très mobile. Col cicatriciel un peu scléreux. Trompe droite du volume de l'index, mobile, pas douloureuse.

13 décembre. *Examen hystéroscopique :* Fond de l'utérus rouge vif; à la partie supérieure, petites masses granuleuses englomérées, rosées, de la grosseur d'un petit pois faisant

hernie dans la lumière de l'instrument. En haut et à droite, on voit une plaque grisâtre entourée d'une zone congestive et ressemblant à des débris placentaires. Toute la paroi intérieure de l'utérus prend ce teint grisâtre. Le reste paraît sain.

On procède à un curettage et on enlève tout en masse des débris végétant grisâtres qui permettent de confirmer le diagnostic de métrite productive.

Obs. V. — Hôtel-Dieu. — *Métrite productive.*

La nommée B... (Célestine), âgée de 41 ans, rentière, entrée le 28 octobre 1896, salle Saint-Jean, lit n° 4.

A. H. : Père mort; mère paralytique.

A. P. : Réglée à 12 ans; règles irrégulières, abondantes, pas douloureuses.

A 16 ans, violentes migraines très souvent suivies de vomissements, apparaissant avec les règles ou exaspérées par elles, à début indifféremment nocturne et diurne.

Pertes blanches constantes en dehors des règles.

Mariée à 26 ans; deux enfants, deux accouchements normaux; suite de couches sans accidents; bonne santé.

En novembre 1895, c'est-à-dire à l'âge de 40 ans, fausse couche de cinq semaines; hémorrhagies utérines successives, dont la première dure douze jours. Dans la suite, métrorrhagie quotidienne avec nombreux caillots.

État général très précaire, amaigrissement, pâleur, perte des forces, inappétence.

Traitement : potions ergotées et ferrugineuses, injections vaginales très chaudes.

Quinze jours après, guérison. L'état général se relève; les règles reviennent régulièrement.

Avril 1896. Sans cause appréciable, *métrorrhagie abondante*, contenant des caillots volumineux, qui dure huit jours, avec une proportion de sang rendu atteignant en moyenne 230 grammes par jour. Cette métrorrhagie s'accompagne de *violentes coliques et de douleurs expulsives.*

Dix jours de repos au lit, puis la santé reparaît; les règles reviennent tous les mois.

7 septembre 1897, nouvelle hémorrhagie utérine avec douleurs, puis tous les jours dé-

puis cette époque la malade est dans le sang, obligée de se garnir et perd ses forces.

28 octobre 1897, entrée à l'hôpital.

Toucher vaginal : utérus petit, mobile, en antéversion.

Col entr'ouvert, un peu dur, retombant en arrière quand on le déplace en avant.

Annexes, rien.

Examen des urines, rien.

Hystéroscopie : muqueuse épaissie, congestionnée, saignante.

Le fond de l'utérus est tapissé de fongosités grisâtres; apparence de frai de grenouille; sur les deux faces de l'utérus, mêmes productions fongueuses, saignantes.

Traitement : curettage. Issue des petites fongosités raclées par la curette. Écouvillonnage à la créosote.

Suites opératoires excellentes. Pansement tous les deux jours. Injections intra-utérines. Jamais de fièvre.

Sortie guérie le 1ᵉʳ décembre 1896, après vingt-six jours au lit.

OBS. VI. — HÔTEL-DIEU. — *Métrite productive.*
Salpingite droite.

La nommée D..., âgée de 44 ans, concierge,
entrée le 9 février 1896, salle Saint-Jean, lit
n° 13.

A. P. : Réglée à 17 ans ; règles régulières,
peu abondantes, douloureuses.

Quatre enfants bien portants ; le dernier à
l'âge de 25 ans. Grossesses et accouchements
normaux.

Mai 1893. Les règles sont plus abondantes
et durent plus longtemps que précédemment.
Puis les hémorrhagies utérines s'installent en
dehors des règles et s'accompagnent de douleurs fixes dans les flancs, irradiées dans les
cuisses, gênantes dans les grandes inspirations.

Octobre 1893. Entrée à l'hôpital. Curettage ;
les douleurs s'amendent ; les règles disparaissent jusqu'en janvier 1896.

Janvier 1896. A ce moment, reprise des métrorrhagies, qui durent jusqu'à l'entrée à l'hôpital.

9 février 1896. Entrée à l'hôpital. Faciès hémorrhagique, douleurs localisées et irradiantes,
métrorrhagies, constipation.

Toucher vaginal, sous l'éther : col gros, dur, entr'ouvert.

Utérus mobile, volumineux. Le fond de l'utérus n'est pas nettement senti à cause de l'adipose de la malade.

Cavité utérine, 10 centimètres 1/2.

Annexes : trompe droite augmentée de volume, indolente.

Hystéroscopie : fond de l'utérus grisâtre, mamelonné sur certains points, lisse sur d'autres.

Muqueuse de la paroi antérieure : surface violacée, irrégulière, analogue à une vieille caduque.

Palpation de l'utérus : grâce au prolapsus artificiel par abaissement ; circonférence extérieure lisse.

Traitement, curettage le 12 février.

Suites opératoires : le 15 février, 38°, douleurs vives, frisson ; lavage intra-utérin ; le 16 février, 40°, douleurs moins vives ; deux lavages intra-utérins ; le 17, les symptômes ont disparu ; les jours suivants, continuation des lavages intra-utérins.

Sortie guérie le 19 mars 1896. La tumeur annexielle droite a très sensiblement diminué de volume.

Obs. VII. — Hôtel-Dieu. — *Métrite productive. Polypes muqueux de l'utérus.*

La nommée G... (Valérie), âgée de 23 ans, entrée le 23 mai 1897, salle Saint-Jean, lit n° 11.

A. P. : Réglée à 11 ans ; règles irrégulières, peu abondantes, douloureuses, durée trois jours.

A 22 ans, grossesse normale, accouchement régulier à terme, enfant bien portant, reprise du travail après onze jours au lit.

Retour de couches après six semaines par des règles très abondantes qui durent quinze jours.

Dans la suite régularité des règles pendant dix mois.

Mars 1896, après un arrêt de deux mois, métrohrragie abondante, qui dure un mois et s'accompagne de douleurs expulsives et de rejet de caillots.

Traitement, repos au lit, injections chaudes.

Mai 1896, reprise de la régularité des règles, qui s'accompagnent de fortes douleurs et sont abondantes. Les choses durent ainsi jusque il y a vingt jours.

8 mai 1897, règles anormales, très abondantes, qui durent douze jours ; trois jours de repos, au bout desquels la malade est prise d'une abondante métrorrhagie qui l'amène à l'hôpital.

28 mai 1897. Entrée à l'hôpital. Faciès hémorrhagique, métrorrhagie, fortes douleurs, pas de caillots.

Toucher vaginal : col gros, mou, entr'ouvert. Utérus augmenté de volume, mobile.

Hystéroscopie : Fonds de l'utérus, teinte grisâtre, petits polypes muqueux ; le tampon ramène à l'extérieur l'un de ces polypes.

Paroi postérieure normale ; paroi antérieure granuleuse, chagrinée.

Traitement, curettage le 15 juin.

Suites opératoires excellentes, jamais de fièvre.

Sortie guérie le 1er juillet, seize jours après le traitement.

OBS. IX. — HÔTEL-DIEU. — *Métrite productive.*
Polypes muqueux de l'utérus.

La nommée R... (Victorine), âgée de 31 ans, ménagère, entrée le 22 décembre 1896, salle Saint-Jean, lit n° 20.

A. P., rougeole à 4 ans 1/2, réglée à 14 ans 1/2; règles régulières, abondantes, non douloureuses, au moment de l'installation des règles. Hémiplégie hystérique droite avec aphasie à la suite d'une contrariété, disparition des symptômes au bout de seize jours.

A 16 ans, sans motif, sans coït, arrêt des règles, pendant une durée de six mois, sans douleurs, puis reprise de l'état normal.

A 19 ans, nouvel arrêt des règles à la suite d'un traumatisme de l'abdomen (coup de corne de vache). Par la suite, les règles se rétablissent, encadrées par des pertes blanches abondantes, accompagnées de migraines fréquentes. La malade est très irritable.

A 24 ans, sans cause appréciable, la malade est prise d'une violente métrorrhagie qui dure deux mois.

Traitement, injections chaudes, teinture de valériane.

Depuis cette époque, règles toutes les trois semaines, violentes douleurs dans la fosse iliaque droite à leur approche. Leucorrhée persistante.

Octobre 1896, exaspération des douleurs qui sont continuelles ; irradiations à l'épigastre et dans les cuisses ; constriction du thorax ; sensation de boule ; leucorrhée jaune verdâtre ; pas de douleurs à la miction.

Première entrée à l'hôpital en novembre 1896. Injections chaudes ; repos au lit dix jours.

Deuxième entrée à l'hôpital, 22 décembre 1896, pour les mêmes symptômes précédents.

Toucher vaginal : col bas situé, petit, lisse, régulier, sans cicatrices.

Utérus redressé, petit, mobile. Annexe gauche saine. Ovaire droit gros, mobile, douloureux, prolabé dans le cul-de-sac postérieur.

Hystéroscopie : fond de l'utérus congestionné ; présente, près de la partie antérieure, une masse grisâtre formée par trois ou quatre petits polypes muco-folliculaires.

Muqueuse utérine rouge violacé, congestionnée jusque près du col.

La malade quitte l'hôpital sans avoir subi d'intervention, le 15 janvier 1897.

Obs. X. — Hôtel-Dieu. — *Métrite productive. Polypes muqueux de l'utérus.*

La nommée A... (Constance), âgée de 42 ans, fleuriste, entrée le 12 janvier 1897, salle Saint-Jean, lit n° 4.

A. H. : Père bien portant; mère morte de vieillesse.

A. P. : Réglée à 15 ans; règles régulières, peu abondantes, douloureuses, pas de pertes blanches.

Mariée à 20 ans; un an plus tard grossesse normale, accouchement régulier à terme, l'enfant meurt du croup. Retour de couches six semaines après l'accouchement, les règles reviennent régulières, mais toujours un peu douloureuses.

En 1888, métrorrhagies fréquentes, abondantes, douloureuses.

Entrée à l'hôpital, on constate un polype fibreux pédiculé.

Extirpation et cautérisation; par la suite, semblant de guérison. Trois mois après nouvelle métrorrhagie.

Entrée à Lariboisière, tamponnement et drainage de l'utérus; depuis, règles régulières, mais plus abondantes; en mai 1893 reprise des douleurs dans le côté gauche.

Juillet 1896, ménorrhagie très abondante puis métrorrhagie. Pertes de sang toutes les trois semaines.

Novembre 1896, trois jours après ses règles hémorrhagie utérine; sang épais, rouge foncé, sans caillots. Cinq semaines après, nouvelle hémorrhagie qui n'a pas cessé jusqu'à l'entrée à l'hôpital.

12 janvier 1897, entrée à l'hôpital.

Hystéroscopie. Muqueuse utérine, rouge violacé, très enflammée, ecchymotique dans toute l'étendue de la cavité utérine.

Fond de l'utérus, muqueuse congestionnée; deux petits polypes rosés.

Face antérieure, petite masse noirâtre garnie de végétations polypeuses.

Traitement, curettage le 21 janvier.

Suites opératoires, un peu de fièvre le

23 janvier 38° 4', lavages intra-utérins, pansements tous les deux jours.

Sortie guérie le 7 février, 10 jours après le traitement.

Obs. XI. — Hôtel Dieu. — *Métrite productice. Polypes muqueux de l'utérus.*

La nommée D..., âgée de 46 ans, concierge, entrée le 11 juin 1896, salle Saint-Jean, lit n° 13.

A. H. : Père mort à 63 ans, angine de poitrine ; mère bien portante.

A. P. : Réglée à 14 ans ; règles régulières, non douloureuses, durée quatre jours. Fréquentes migraines à cette époque. Pas de pertes blanches.

Mariée à 20 ans, trois enfants bien portants à la suite de grossesses et accouchements normaux.

Mars 1891. Les règles, jusque-là régulières et peu abondantes, se prolongent et constituent une forte ménorrhagie. L'hémorrhagie se prolonge pendant deux mois. Après ce laps de temps tout rentre dans l'ordre, les règles reprennent régulièrement.

Avril 1897. Abondante métrorrhagie qui n'a presque pas cessé jusqu'à aujourd'hui.

11 juin 1896. Entrée à l'Hôtel-Dieu, métrorrhagie, douleurs abdominales, faciès hémorrhagique.

Toucher vaginal : col dur, gros, entr'ouvert. Utérus volumineux ; trompe droite augmentée de volume, haut située, adhérente, douloureuse.

Hystéroscopie : fond de l'utérus, masse grisâtre, petits polypes, dont un fait saillie dans le tube de l'hystéroscope.

Paroi antérieure congestionnée, sert d'implantation aux polypes.

Muqueuse utérine, chagrinée dans tout le reste de l'étendue. Le tampon de l'hystéroscope ramène des débris polypeux.

La malade quitte l'hôpital le 16 juin, avant qu'aucun traitement ait pu lui être appliqué.

Obs. XII. — Hôtel-Dieu. — *Métrite productive.*
Polype muqueux
de l'utérus. Salpingite gauche.

La nommée G... (Léontine), âgée de 21 ans, cravatière, entrée le 29 janvier 1897, salle Saint-Jean, lit n° 20.

A. H.? Mère morte d'infection puerpérale ; Père mort.

A. P. : Réglée à 18 ans ; règles irrégulières, très fréquentes, peu abondantes, non douloureuses ; durée un jour. Leucorrhée très abondante, continuelle, empesant le linge.

Mariée à 22 ans ; un an après grossesse normale, accouchement à terme, enfant bien portant, repos au lit dix jours, retour de couches après six semaines.

Trois mois après, douleurs de ventre localisées à droite, irradiées dans la cuisse, continuelles, exaspération par les règles. Le ventre augmente de volume au moment des règles qui continuent à être très fréquentes (toutes les trois semaines), très douloureuses.

Octobre 1896, poussée aiguë, douleurs très vives, gonflement du ventre, pertes blanches. Traitement : Bains et injections.

Décembre 1896, métrorrhagie très abondante, violentes douleurs, céphalée, gonflement, tension du ventre, sueurs froides, constipation, fréquentes envies d'uriner, ni fièvre, ni vomissements. Depuis cette époque, continuation des hémorrhagies et des douleurs utérines.

29 janvier 1897. Entrée à l'Hôpital.

Toucher vaginal : col volumineux, entr'ouvert. Utérus gros, redressé.

Ovaire droit prolabé dans le cul-de-sac postérieur adhérent à l'utérus. Trompe gauche augmentée de volume, très haut située, adhérente à la fosse iliaque, de la grosseur d'un petit œuf, élastique, rénitente.

Hystéroscopie : muqueuse utérine congestionnée, rouge violacé, épaissie, boursouflée.

Fond de l'utérus, un petit polype grisâtre, pédiculé, adhérent à la gauche du fond.

Pas d'intervention ; la malade sort de l'hôpital en refusant tout traitement.

Obs. XIII. — Hôtel-Dieu. — *Métrite productive ; Polypes muqueux de l'utérus.*

La nommée P... (Élisa), âgée de 40 ans,
cuisinière, entrée le 19 novembre 1896, salle
Saint-Jean, lit n° 12.

A. H. : Père mort subitement ; mère morte
d'affection abdominale.

A. P. : A 11 ans, fluxion de poitrine ; réglée
à 11 ans ; règles régulières, peu abondantes,
douloureuses.

A 20 ans, un enfant mâle bien portant ;
grossesse normale quoique douloureuse ; accouchement facile ; retour de couches normal.

A 23 ans, second enfant ; grossesse pénible
et très douloureuse ; naissance d'un enfant
mort à 7 mois ; douleurs à la suite ; rétablis-
sement au bout de deux mois.

A 24 ans, fièvre typhoïde.

A 29 ans, troisième enfant mort-né à terme,
monstrueux ; accouchement au forceps ; réta-
blissement des règles six semaines après.

Octobre 1895, douleurs de ventre très violentes, exaspérées au moment des règles ; continues entre les règles. La malade attribue le

retour des douleurs à un traumatisme de la fosse iliaque gauche. Peu à peu les règles deviennent plus abondantes et sont encadrées par des pertes jaunâtres, qui durent plusieurs jours ; elles présentent en outre des caillots petits et noirâtres. Ces symptômes s'accusent pendant les trois derniers mois qui précèdent l'entrée de la malade à l'hôpital le 19 novembre 1896.

Toucher vaginal : col gros, dur, scléro-kystique.

Utérus gros, en latéro-version droite légère, mobile. Cavité utérine 10 centimètres.

Hystéroscopie : muqueuse utérine grisâtre, portion cervicale légèrement violacée.

Fond de l'utérus rouge, couvert de saillies molles, pédiculées. Deux de ces saillies, appendues au fond de l'utérus, font hernie dans l'hystéroscope et sont extraites. Ces saillies ressemblent à une langue de grenouille. L'examen fait porter le diagnostic de polypes muqueux folliculaires.

Diagnostic, métrite polypo-muqueuse des vieilles femmes.

2me *hystéroscopie :* pratiquée le 16 décembre, avant l'intervention, montre : en haut et à droite, un polype gros comme une lentille, allongé transversalement; au-dessous, un caillot sanguin; au fond et à gauche, deux polypes très petits; au niveau du col, plusieurs kystes saillants et hémisphériques, transparents. Ce sont des œufs de Naboth.

Traitement, curettage, écouvillonnage à la glycérine créosolée, tamponnement.

Suites opératoires, lavages intra-utérins tous les deux jours; jamais de fièvre.

Sortie guérie le 6 janvier 1897, après vingt-et-un jours au lit.

Obs. XIV. — Hôtel-Dieu. — *Métrite productive.*
Polypes muqueux de l'utérus.

La nommée B..., âgée de 23 ans, fille de salle, entrée le 20 janvier 1897, salle Saint-Jean, lit n° 20.

A. H. : Père bien portant; mère morte à 42 ans.

A. P. : A 11 ans, fluxion de poitrine; réglée à 16 ans; règles irrégulières, très abondantes, très douloureuses. Avant l'installation des règles, pertes blanches continuelles, intertrigo, prurit vulvaire. Pas de fausse-couche.

A 20 ans, bronchite aiguë.

A 23 ans, grossesse normale, douloureuse, accouchement pénible, légère déchirure du périnée. Enfant bien portant.

Août. Retour de couches. Depuis cette époque, métrorrhagies intermittentes et douleurs, état qui dure jusqu'à l'entrée à l'hôpital.

20 janvier 1897. Entrée à l'hôpital.

Toucher vaginal : col déchiré; utérus petit, mobile, rétroversion légère. Trompe, grosse noix, prolabée dans le cul-de-sac postérieur, douloureuse; trompe droite normale, douloureuse; cavité utérine, large à l'entrée, 5 cent. 1/2.

Hystéroscopie : muqueuse congestionnée, rouge violacé. Fond de l'utérus trois ou quatre polypes muquo-folliculaires, dont l'un est ramené au bout d'un tampon.

Traitement, curettage 30 janvier, température du 2 au 13 février, injections intra-utérines, amélioration, plus de fièvre.

Sortie guérie, 21 février, vingt-quatre jours après le traitement.

Obs. XV. — Hôtel-Dieu. — *Polype muqueux utérin.*

La nommée R..., âgée de 38 ans, domestique, entrée le 16 octobre 1897, salle Saint-Jean, lit n° 16.

A. H. : Père bien portant; mère morte de maladie de cœur il y a 2 ans.

A. P. : Très bien portante.

Réglée à 12 ans; règles très douloureuses, abondantes, duraient de 4 à 5 jours, avance de 2 à 3 jours.

Mariée à 20 ans.

A 22 ans, grossesse normale.

A la suite, métrite puerpérale qui oblige la malade à garder le lit pendant 18 mois.

Pendant 2 ou 3 ans après, la malade souffre par intermittence dans le bas-ventre et au niveau des annexes.

Pendant tout ce temps, la malade était réglée normalement et ne perdait que peu en blanc entre les époques.

Il y a huit mois, à la suite de ses règles, la malade a des pertes rousses, odeur forte, pendant un jour.

La malade commence à souffrir à gauche, douleurs s'irradiant dans les reins, exaspérées par la station assise. Injections très chaudes, lavements chauds tous les jours. Ce traitement dura 2 à 3 mois, à la suite desquels la malade se sent beaucoup mieux.

Dès les injections, la malade voyait des glaires et de même après avoir fortement creusé.

Elle entre à l'hôpital sur les conseils de son médecin.

Examen. Au milieu des lèvres du col, on sent une petite cavité muqueuse.

Utérus, 7.

Hystéroscopie. — Fond de la cavité utérine rouge, congestionné. Polype, dont on n'a vu que le pédicule implanté à la paroi postérieure. La congestion de la muqueuse est d'autant plus prononcée qu'on se rapproche du col où les lésions sont très avancées. Par l'examen sans émollient, deux autres polypes font saillie dans la cavité de l'hystéroscope, gris, rosés, granuleux, un à gauche et un à la partie inférieure.

Curettage, les jours suivants, les pansements sont faits régulièrement tous les deux jours. Pas de métrorrhagie.

Le 10 novembre, la malade sort guérie.

Obs. XVI. — Hôtel-Dieu. — *Métrite productive.*

La nommée R... (Louise), âgée de 36 ans, entrée le 13 janvier 189 , salle Saint-Jean, lit n° 3.

A. H. : Père paralysé; mère bien portante.

A. P. : Faible dans sa jeunesse; réglée à 19 ans, règles normales, durée quatre jours, non douloureuses.

Mariée à 19 ans.

A 20 ans, fausse-couche de six mois.

A la suite et pendant plusieurs années les règles qui viennent aux époques normales sont douloureuses. Le sang est mêlé de caillots.

Il y a 10 ans, pertes blanches entre les époques, continues jusqu'à aujourd'hui, douleurs dans le bas ventre gagnant la région lombaire.

Il y a dix-huit mois, curettage; deux mois après les douleurs reparaissent, les règles sont très abondantes ; les douleurs sont plus fortes, irradiant vers les reins et dans les cuisses.

Entre les époques, perte continue d'eau rousse sans odeur.

Au moment des règles la malade est obligée de se coucher pendant trois jours pendant lesquels les douleurs conservent les mêmes caractères ont une intensité intolérable.

Examen hystéroscopique. Productions polypeuses, surtout développées au niveau de l'isthme se prolongeant sur la face antérieure jusqu'au fond de l'utérus.

Curettage le 19 janvier, on ramène de petites végétations polypeuses gris rosé.

Obs. XVII. — Hôtel-Dieu. — *Tubercules de la muqueuse utérine.*

La nommée M... (Marie), âgée de 23 ans, entrée le 20 mars 1897, salle Saint-Jean, lit n° 21.

A. H. : Père et mère bien portants, douze frères et sœurs bien portants.

A. P. : Réglée à 13 ans ; règles régulières, non douloureuses, durée quatre jours.

Mariée à 17 ans.

À 21 ans, grossesse normale, accouchement à sept mois et demi, enfant vivant dans une couveuse, aujourd'hui bien portant, cause de l'accouchement prématuré : albuminurie, repos au lit dix jours (Tenon), reprend son travail.

6 jours après, métrorrhagie abondante traitée par des injections chaudes et le repos au lit, le sang continue, contenant de nombreux caillots, après quelques jours arrêt de la métrorrhagie, amélioration, reprise du travail.

À 22 ans, fièvre typhoïde, après la guérison règles irrégulières, très fréquentes, durant huit jours, puis suspension des règles pendant cinq mois et demi, puis réapparition irrégulièrement et toujours abondamment, leucorrhée persistante gélatiniforme depuis la couche.

Le 5 mars 1897, métrorrhagie abondante, violentes douleurs dans le bas ventre, incontinence d'urine, ténesme vésical, cuisson à la miction.

Toucher vaginal : col gros, arrondi, dur ; utérus mobile ; les trompes légèrement augmentées de volume ; dans le cul-de-sac postérieur, masse arrondie, résistante, adhérente à l'utérus.

Toucher rectal : montre que cette masse est le corps de l'utérus en rétroflexion.

Hystéroscopie : fond de l'utérus, muqueuse plutôt pâle ; saignottement léger, persistant ; granulations ; petits tubercules de la grosseur d'un grain de millet. Ces lésions n'existent que dans la moitié supérieure du fond de l'utérus.

Traitement, curettage le 30 mars.

Suites opératoires excellentes ; jamais de fièvre.

Sortie guérie le 11 avril. L'inoculation à deux cobayes du produit de curettage n'a pas donné un résultat positif.

Obs. XVIII. — Hôtel-Dieu. — *Rétention placentaire.*

La nommée R.. (Francine), âgée de 40 ans, cuisinière, entrée le 21 janvier 1897, salle Saint-Jean, lit n° 18.

A. H., Père mort d'alcoolisme, mère morte

de cause inconnue, un frère mort de méningite tuberculeuse, un frère mort de phtisie laryngée.

A. P., réglée à 16 ans ; règles irrégulières, trop fréquentes, abondantes, non douloureuses ; pas de pertes blanches. Trois enfants, grossesses et accouchements normaux.

Le 19 décembre 1896, abondante métrorrhagie sans cause appréciable immédiate, si ce n'est une chute remontant à huit jours.

Depuis cette époque l'hémorrhagie utérine est continuelle, abondante, accompagnée de douleurs expulsives et de rejet de caillots.

21 janvier, entrée à l'hôpital, repos au lit, lavages du vagin.

Le 26 janvier, fausse-couche de trois mois.

Toucher vaginal. — Col mou, gros, entr'ouvert ; utérus volumineux, douloureux, molasse.

Hystéroscopie : sur le fond de l'utérus, placenta inséré sur la muqueuse, diffusion hémorrhagique périphérique, semis de petits caillots autour. A droite, au niveau et en arrière du placenta, plaque hémorrhagique.

Diagnostic, apoplexie placentaire ; l'hystéroscope a pénétré à l'intérieur des membranes

recroquevillées dont on voit manifestement
l'orifice.

Le placenta descend dans son insertion
jusque près du col.

2me hystéroscopie après extirpation du placenta; muqueuse utérine épaissie, rouge violacé.

Traitement, curettage guidé par les renseignements déjà fournis par l'hystéroscope; il a
été facile de décoller le placenta puisque l'on
connaissait la situation de ses bords et ses
points d'insertion.

Suites opératoires : trois jours après, ascension thermométrique progressive jusqu'à 40°.
L'état se maintient ainsi deux jours malgré les
lavages intra-utérins; le 1er février 39°; les
jours suivants abaissement jusqu'à 36° 5; le
11 février, frisson, 40°; dilatation de l'utérus,
lavages et drainage; les jours suivants la température reste au-dessous de 37° et la malade
se remet rapidement.

Sortie guérie le 17 février, après vingt-deux
jours de traitement.

Obs. XIX. — Hôtel-Dieu. — Avortement.
Rétention placentaire.

La nommée P... (Marie), âgée de 21 ans, fille de salle, entrée le 16 décembre 1890, salle Saint-Jean, lit n° 23.

A. H. : Père mort, mère bien portante, trois frères, deux sœurs.

A. P. : Enfance très satisfaisante, réglée à 17 ans et demi, règles irrégulières, peu abondantes, douloureuses, pertes blanches constantes encadrant les règles très abondantes; depuis un an quelques douleurs dans le bas ventre à la suite de fatigues et à l'approche des règles.

15 novembre 1896. La malade, qui n'accuse pas d'arrêt dans ses règles, ni de phénomènes du côté des seins, du ventre ou de l'estomac, permettant de supposer qu'elle pût être enceinte, la malade fait une chute dans un escalier. Pas de perte de connaissance, mais presque aussitôt après vomissements, malaise, mal de tête qui disparaissent après une nuit au lit.

Le 17 novembre. La malade qui est très nerveuse, reçoit une mauvaise nouvelle, est sous le coup d'une forte émotion et est reprise de vomissements.

Les jours suivants, vomissements, lassitude, courbature, céphalée, repos au lit cinq jours. Depuis cette époque la malade ne se remet pas et fait son métier à grand'peine.

Le 8 décembre 1896. La malade, qui attendait ses règles, est prise d'une très forte hémorrhagie avec pertes de caillots répandant une odeur fade; la métrorrhagie ne cesse pas et continue les jours suivants à être très abondante.

Le 11 décembre. Douleurs expulsives très pénibles et fortes coliques revenant par accès, puis à la suite d'une série de douleurs plus fortes, expulsion d'un gros caillot suivie d'hémorrhagie abondante.

Le 16 décembre. Entrée à l'hôpital, facies de l'hémorrhagie, douleurs de ventre, métrorrhagie, pas de fièvre.

Toucher vaginal. Utérus gros, mobile, mou; col ramolli, entr'ouvert; culs-de-sac libres.

Hystéroscopie. Le tamponnement qui précède l'examen oculaire ramène du sang offrant une odeur de sphacèle caractéristique; le fond de l'utérus montre une portion de placenta grisâtre, striée de raies noires, cette portion placentaire se compose de quatre ou cinq cotylédons qui, rejetés excentriquement par l'extrémité de l'hystéroscope, figurent une rosace à insertion centrale commune.

L'hystéroscope est enlevé petit à petit et on voit que le placenta se continue sur une certaine étendue, bordé par le reste de la muqueuse utérine rouge foncé.

Traitement, curettage, guérison.

Obs. XX. — Hôtel-Dieu. — *Rétention placentaire ; Infection puerpérale.*

La nommée P... (Henriette), âgée de 25 ans, entré le 20   18   , salle Saint-Jean, lit n° 3 *bis*.

Il s'agit d'une femme entrée d'urgence à l'hôpital, après un avortement remontant à plusieurs jours et qui présentait les symptômes de l'infection puerpérale très prononcée. Impossibilité absolue pour la malade de répondre aux questions.

Hystéroscopie, le 21 : partie supérieure de l'utérus ; portion de placenta suppuré, dont on reconnaît cinq ou six cotylédons sphacélés, baignant dans le pus. On retire peu à peu l'hystéroscope en continuant l'inspection et on reconnaît de cette façon une grande surface de placenta grisâtre, sphacélé, d'odeur infecte.

Traitement : le même jour curettage, grâce auquel on ramène tous les débris sphacélés et du pus ; grands lavages utérins, drainage, sérum.

Le jour de l'opération. . . . . 41°
Le soir. . . . . 39°
Le lendemain matin. . . . . 39°
—   soir. . . . . 38° 8'
Le 23, à onze heures du matin. . . . 40° 3'
Morte d'infection puerpérale.

Obs. XXI. — Hotel-Dieu. — *Rétention placentaire.*

La nommée C... (Léonie), âgée de 26 ans, domestique, entrée le 4 novembre 1896, salle Saint-Jean, lit n° 20.

A. P. : Réglée à 11 ans.

Règles régulières, abondantes, non douloureuses; pertes blanches encadrant les règles.

Mariée à 23 ans; pertes blanches plus accentuées, sans douleurs, durant six mois, guéries sans traitement.

Le 26 octobre 1896, fausse-couche de trois mois et demi survenue à la suite d'une violente terreur; très fortes douleurs du ventre venant par accès, sans fièvre; la malade continue son métier, malgré les pertes abondantes de sang qui l'obligeaient à se changer fréquemment, et les douleurs encore supportables.

Le 29 octobre 1896, pendant la nuit, reprise très aiguë des douleurs, suivie d'une très abondante hémorrhagie, contenant de nombreux caillots et accompagnée de fièvre.

Traitement, repos au lit, injections chaudes.

Le 1er novembre, frisson prolongé, fièvre, reprise des douleurs et de l'hémorrhagie; le soir nouveau frisson; les deux jours suivants les symptômes s'accusent, ascension thermométrique vespérale, frisson matin et soir.

Le 4 novembre, entrée à l'hôpital.

Toucher vaginal : col mou, entr'ouvert; utérus gros, molasse.

Hystéroscopie : muqueuse érodée par places, nombreux débris placentaires sphacélés; au fond et à gauche, ouverture triangulaire entourée de fongosités grises et sphacélées mettant en communication la cavité utérine et la cavité abdominale; perforation par où s'écoule du pus.

Traitement, curettage prudent, on retire de nombreux débris placentaires sphacélés et des caillots; injections très chaudes, tamponnement.

Suites opératoires, disparition de la fièvre, reprise de l'état général; injections intra-utérines quotidiennes.

Sortie le 10 décembre, guérie.

Obs. XXII. — Hôtel-Dieu. — *Polypes fibreux de l'utérus.*

La nommée R..., âgée de 42 ans, marchande des quatre-saisons, entrée le 10 décembre 1896, salle Saint-Jean, lit n° 23.

A. H. : Père mort de petite vérole; mère, 69 ans, bien portante.

A. P. : Réglée à 13 ans; règles régulières, non douloureuses, durée quatre jours. Pas d'histoire utérine jusqu'à ces temps derniers; pleurésie droite en 1892.

Novembre 1895, la malade, qui a toujours été bien réglée, a une métrorrhagie abondante qui survient sans douleurs, sans traumatisme, entre ses règles et à la suite, dit-elle, d'une forte émotion. Cette métrorrhagie dure trois jours.

Depuis cette époque, la malade est presque continuellement dans le sang, et les hémorrhagies qu'elle présente et qui durent de dix à douze jours, alternent avec cinq ou six jours pendant lesquels la malade ne perd pas de sang. Les pertes de sang se font sans douleur. L'arrêt du sang est accompagné de céphalées, de bourdonnements d'oreille et d'oppression.

Le 23 novembre 1896, l'hémorrhagie, qui a disparu, est remplacée par un écoulement blanc jaunâtre très liquide, d'odeur désagréable. Pas de douleurs.

Le 27 novembre 1896, en allant à la selle, au moment des efforts, issue par le vagin d'une masse du volume d'un œuf de poule; réduction dans le vagin par la malade; immédiatement après, métrorrhagie, qui dure depuis douze jours, au moment de l'entrée à l'hôpital.

Toucher vaginal : tumeur dure, élastique, indolente, pédiculée, occupant la cavité vaginale ; le pédicule, gros comme le doigt, pénètre dans le col utérin ; le col utérin est effacé, appliqué sur la tumeur et lui forme une collerette ; pas de douleurs expulsives.

Diagnostic : polype implanté sur le canal cervical de l'organe.

Hystéroscopie : rendue nécessaire par la rentrée du bout central du pédicule dans l'utérus après extirpation de la tumeur ; le pédicule est suivi jusqu'au fond de l'utérus, où on le voit s'implanter sur les confins du fond et de la face antérieure de l'utérus.

Traitement : curettage qui enlève les derniers débris de la tumeur et le pédicule en son entier.

2me hystéroscopie pour examiner l'état de la muqueuse utérine ; muqueuse saine partout ; pas de dégénérescence autour de l'implantation du pédicule. Cet examen permet d'écarter l'opération de l'hystérectomie vaginale, dont l'indication est moins que démontrée par l'état de l'endomètre.

Traitement : trachélorrhapie, tamponnement.

Suites opératoires excellentes ; injections intra-utérines ; pansements tous les deux jours ; jamais de fièvre.

Sortie guérie le 26 décembre 1893, quatorze jours après son opération.

Obs. XXIII. — Hôtel-Dieu. — *Utérus fibromateux. Fibrome interstitiel.*

La nommée C... (Marguerite), âgée de 38 ans, blanchisseuse, entrée le 13 novembre 1896, salle Saint-Jean, lit n° 7.

A. P. : Réglée à 13 ans ; règles irrégulières, peu abondantes, douloureuses, pas d'enfants ni de fausses couches, pas d'histoire utérine pendant les trente-quatre premières années de sa vie.

En mai 1892, violentes douleurs de ventre, douleurs très vives localisées à gauche ; irradiations dans les reins et dans la jambe, le long des nerfs crural et sciatique. En même temps, métrorrhagies abondantes revenant sans motifs, entre les règles, s'accompagnant de douleurs exaspérées et ne contenant pas de caillots. Périodiquement, poussées fébriles et réaction péritonéale ; douleurs plus vives, ventre tendu, vomissements, mictions fréquentes, constipation. A ce moment la malade entre à l'hôpital, on diagnostique salpingite gauche et on pratique un curettage. Amélioration, arrêt des métrorrhagies, reprise de la régularité des règles, diminution des douleurs.

Le 15 septembre 1896, la malade en train de travailler est prise brusquement de douleurs du côté gauche qui nécessitent le repos au lit. Repos au lit quinze jours, douleurs, vomissements, fièvre.

Le 1ᵉʳ octobre, en allant à la selle la malade s'aperçoit qu'elle rend une grande quantité de pus par le vagin.

Les symptômes semblent s'amender, mais le 2 novembre, seconde poussée aiguë, même tableau symptomatique, second rejet de pus par le vagin.

Le 13 novembre, entrée à l'hôpital.

Touchers vaginal et rectal : Tumeur salpingienne gauche, dure, adhérente, immobile.

Utérus gros, dur, immobile. Entre la trompe gauche et le ligament large, petite tumeur pédiculée à l'utérus.

Hystéroscopie : corps fibreux implanté au fond de l'utérus, de coloration blanc grisâtre, gros comme une petite noix trilobée. Cette coloration a d'autant plus de valeur que la malade a ses règles.

La muqueuse est rouge et œdémateuse.

La région cervicale est blanc grisâtre.

Hystérectomie : abaissement de l'utérus impossible.

Incision du cul-de-sac postérieur. Entrée du doigt dans une gangue de tissu conjonctif résistant, qui s'oppose au décollement de l'utérus et du rectum. Les ciseaux et les instruments mousses aident le doigt à creuser un tunnel conjonctif.

Il est impossible d'ouvrir le cul-de-sac péritonéal. Incision du cul-de-sac antérieur facile.

Section utérine médiane très pénible. On est obligé de morceler et de réséquer toute la partie antérieure de l'utérus pour faire basculer cet organe.

Pose de deux pinces sur les ligaments larges.

La partie supérieure du corps de l'utérus et une partie de sa face postérieure sont réséquées et morcelées.

14

Ouverture d'une poche purulente située à droite. Pansement.

Examen de la pièce. Confirme l'hystéroscopie : corps fibreux implanté sur le fond de l'utérus, du volume d'une petite noix trilobée.

Cavité utérine, augmentée de volume.

Muqueuse congestionnée.

Parois utérines très épaissies.

Sur le côté gauche de l'utérus, près de la trompe, petite tumeur (haricot) pédiculée.

Suites opératoires excellentes, enlèvement des pinces au bout de 48 heures; enlèvement des mèches au bout de 8 jours; pansements tous les 2 jours; jamais de fièvre.

Sortie 6 janvier 1897, entièrement guérie, après 27 jours au lit.

Obs. XXIV. — Hôtel-Dieu. — *Fibrome utérin interstitiel.*

La nommée B... (Victorine), âgée de 38 ans, domestique, entrée le 7 avril 1897, salle Saint-Jean, lit n° 18.

A. H. : Frères et sœurs bien portants; mère morte; père bien portant.

A. P. : Il y douze ans la malade commence à avoir des métrorrhagies abondantes, intermittentes ; jamais de pertes blanches.

Il y a six ans, traitement à l'Hôtel-Dieu, crayon de chlorure de zinc, peu d'amélioration.

Pas d'enfants, pas de fausse-couche.

Entrée à l'hôpital le 7 avril pour des métrorrhagies rebelles, persistantes, sans douleur.

Toucher vaginal : col gros, dur, entr'ouvert, lèvre antérieure en ectropion.

Culs-de-sac empâtés.

Utérus insaisissable à cause de la résistance de la paroi abdominale.

Trompes inabordables.

Hystéroscopie : tumeur du volume d'une noix, hémisphérique, chagrinée, irrégulière, mamelonnée, visible à gauche du fond de l'utérus. La malade refuse toute intervention et part le 5 mai 1897 avec des métrorrhagies.

Obs. XXV. — Hôtel-Dieu. — *Polypes fibreux.*

Mme L..., 50 ans.

Signe de corps fibreux depuis 10 ans. Dans ces derniers temps, hémorrhagies profuses l'obligeant parfois à garder quinze à vingt jours le lit.

Examen. — Utérus volumineux, mobile, douloureux à l'ébranlement. Surface externe lisse, nulle part de bosselures. On sent, à travers l'orifice du col à moitié dilaté, un polype trilobé du volume environ d'une noix, de consistance charnue et dure, rappelant la consistance des corps fibreux. Le col est assez souple, et laisse passer le doigt entre le polype et sa surface interne. Cette particularité permet d'introduire un tube hystéroscopique, et d'inciser le pédicule jusqu'à ses attaches.

Le volume du pédicule est celui du petit doigt, sa surface est d'un blanc cendré, alors que celle du polype est violacée et congestionnée. Il s'attache en haut et en arrière, par la moitié gauche de l'utérus. Un autre petit fibrome, également pédiculé, se trouve appendu à droite.

Toute la muqueuse est rouge, congestionnée, épaissie et garnie en plusieurs points et végétations filiformes.

Curettage et ablation, cessation des hémorrhagies, guérison.

Obs. XXVI. — Hôtel-Dieu. — *Epithélioma du col et du corps.*

La nommée G... (Marie), âgée de 36 ans, blanchisseuse, entrée le 16 décembre 1896, salle Saint-Jean, lit n° 21.

A. H. : Père mort d'apoplexie cérébrale; mère morte asthmatique; deux sœurs mortes d'affections abdominales.

A. P. : Réglée à 13 ans, règles régulières, abondantes, non douloureuses.

Deux accouchements à terme, trois fausses-couches postérieures aux accouchements et survenues pendant que la malade était en puissance de syphilis.

Syphilis à 20 ans, mal soignée; déjà à cette époque, fortes douleurs de ventre, métrorrhagie, douleurs à la miction.

Novembre 1893. Les douleurs qui n'ont

jamais cessé s'exaspèrent. Entrée à la Charité.
Diagnostic, ulcérations du col et rétrocession
utérine.

Traitement. Lavages, cautérisations; depuis,
douleurs intolérables au moment des règles,
épreintes et ténesme vésical, épreintes et
ténesme rectal; après les règles, rejet d'eau
rousse, nauséabonde, abondante.

Octobre 1896, pertes blanches dans l'intervalle des règles, règles abondantes, hémorrhagie
vaginale à chaque effort, fatigue ou défécation,
brûlure à la miction.

16 décembre 1896, entrée à l'hôpital pour
les symptômes précédents.

Toucher vaginal : col hypertrophié, irrégu-
lier, en choux-fleur, en circuit, entr'ouvert,
conique, ulcéré, scléreux, kystique sur certains
points; lèvre antérieure très largement ulcérée,
lèvre postérieure œdématiée.

Utérus en retro-latéroversion droite, très
mobile, dur.

Hystéroscopie. Avec un hystéroscope de petit
calibre, on pénètre dans la cavité utérine jusqu'au fond. Saignement qui nécessite un long

tamponnement. On aperçoit de haut en bas des végétations irrégulières, grisâtres, saignant facilement. Presque tout le fond de la cavité utérine en est tapissé. Il est facile d'en arracher avec une pince des fragments qui ne laissent aucun doute sur la nature cancéreuse de l'affection. Pendant les manœuvres hystéroscopiques, on constate que l'instrument s'enfonce par place en déchirant le tissu.

Tamponnement à la gaze iodoformée, après irrigation au tannin et permanganate.

Traitement : hystérectomie vaginale le 19 décembre 1896 ; cautérisation et extirpation du col au thermo-cautère ; ouverture des culs-de-sac ; basculement de l'utérus sans difficultés.

Examen de la pièce : épithélioma cylindrique du fond (corps) de l'utérus, concomitant à l'épithélioma du col et séparés l'un de l'autre par la presque totalité du corps de l'utérus.

22 décembre, mort subite de la malade à la suite d'embolie, sans réaction péritonéale, sans fièvre.

Autopsie. Rien dans la cavité péritonéale, ni du côté de la section des ligaments larges.

On n'a pu trouver l'embolie, mais seuls les gros vaisseaux du cœur ont été examinés.

Obs. XXVII. — Hôtel-Dieu. — *Cloisonnement du vagin.*

La nommée B... (Marie), âgée de 21 ans, teinturière, entrée le 16 janvier 1897, salle Saint-Jean, lit n° 15.

A. H. : Père mort à 48 ans, phtisie pulmonaire ; mère morte à 41 ans, phtisie pulmonaire ; un frère a une hernie inguinale congénitale.

A. P. : A 2 ans, rougeole ; à 6 ans, coqueluche ; à 10 ans, fièvre typhoïde.

A 11 ans, accident, chute, traumatisme du ventre, à la suite duquel la malade garde le lit et perd en blanc. Pendant les six derniers mois qui précèdent l'apparition de ses règles, pertes blanches continuelles.

Réglée à 15 ans ; règles irrégulières, abondantes, très douloureuses.

A 17 ans, les règles sont plus régulières, mais s'accompagnent de violentes douleurs. Cet état de choses s'accuse et les souffrances deviennent de plus en plus intolérables.

Septembre 1896. Elle consulte à l'Hôtel-Dieu. M. Demoulin constate un cloisonnement du vagin et l'opère.

Janvier 1897. Entrée salle Saint-Jean. Les douleurs sont toujours très violentes au moment des règles; facies anémique, pertes blanches, pâles couleurs.

Hystéroscopie : Au milieu du vagin, bride fongueuse, surface qui a l'apparence du col, pas d'orifice cervical.

Le col est situé au-dessous; à son extrémité, fente transversale.

L'hystéroscope pénètre par cette fente dans l'utérus; muqueuse saine.

Traitement, excision de la bride vaginale, curettage, trachélorrhaphie le 22 janvier.

Suites opératoires excellentes.

Sortie le 10 février, guérie.

(Pour ne pas donner trop d'extension à cet ouvrage, nous avons dû supprimer un certain nombre d'observations, qui, d'ailleurs, auraient fait double emploi.)

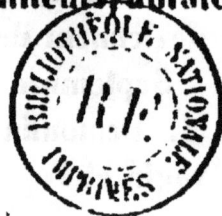

———

TABLE DES MATIÈRES

Applications de l'Hystéroscopie.

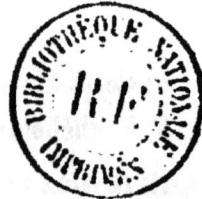

Achevé d'imprimer

le six avril mil huit cent quatre-vingt-dix-huit

Par Fr. SIMON

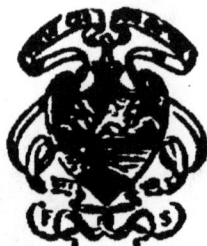

SUCCESSEUR DE A. LE ROY

imprimeur breveté

A RENNES

Achevé d'imprimer

le six avril mil huit cent quatre-vingt-dix-huit

Par Fr. SIMON

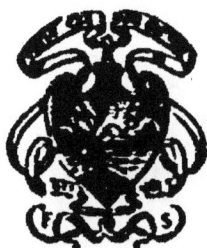

Successeur de A. LE ROY

Imprimeur breveté

A RENNES

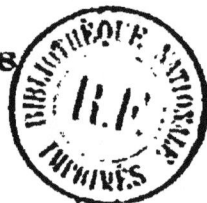